小康路上一个都不能掉队!
——习近平2017年新年贺词

发展残疾事业,加强残疾康复工作。
——习近平中共十九大报告

《康复社会工作基本理论与方法实务手册》
作者名单

徐群燕　香港注册社工，扶康会助理总干事
萧庆华　香港注册社工，扶康会服务总监
司徒妙萍　香港注册社工，协康会区域经理
姜源贞　香港注册社工，协康会教育心理学家
谭静仪　香港注册社工，香港盲人辅导会行政总裁
郑美冰　香港注册社工，香港盲人辅导会复康服务总监
许凯军　香港盲人辅导会香港畅道科技有限公司经理
霍震威　香港导盲犬协会教育及推广经理
伍杏修　香港注册社工，前任香港复康会前任总裁
朱世明　香港注册社工，新生精神康复会专业服务经理（职业康复及就业服务）
陈鳳翔　香港注册职业治疗师，新生精神康复会督导主任
谭以晶　香港注册职业治疗师，新生精神康复会一级职业治疗师
陈芷雯　香港注册社工，新生精神康复会新生农场经理
香港展能艺术会

社会服务发展研究中心　主编

康复社会工作实务系列

（社会工作实务手册·第二辑）

康复社会工作基本理论与方法实务手册

社会服务发展研究中心　著

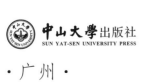
中山大学出版社
SUN YAT-SEN UNIVERSITY PRESS

·广州·

版权所有　翻印必究

图书在版编目（CIP）数据

康复社会工作基本理论与方法实务手册/社会服务发展研究中心著. —广州：中山大学出版社，2018.1

（社会工作实务手册. 第二辑：康复社会工作实务系列）

ISBN 978-7-306-06204-8

Ⅰ.①康… Ⅱ.①社… Ⅲ.①康复训练—社会工作—手册 Ⅳ.①R494-62

中国版本图书馆 CIP 数据核字（2017）第 249454 号

出版人：	徐　劲
策划编辑：	葛　洪
责任编辑：	葛　洪
封面设计：	林绵华
责任校对：	曹丽云
责任技编：	何雅涛
出版发行：	中山大学出版社
电　　话：	编辑部 020-84111996，84113349，84111997，84110779
	发行部 020-84111998，84111981，84111160
地　　址：	广州市新港西路 135 号
邮　　编：	510275　　传真：020-84036565
网　　址：	http://www.zsup.com.cn　E-mail：zdcbs@mail.sysu.edu.cn
印　刷　者：	广东省农垦总局印刷厂
规　　格：	787mm×1092mm　1/16　15.625 印张　150 千字
版次印次：	2018 年 1 月第 1 版　2018 年 1 月第 1 次印刷
定　　价：	40.00 元

如发现本书因印装质量影响阅读，请与出版社发行部联系调换

序一

张建宗
香港特别行政区政府政务司司长

我们每个人无论贫富伤健，都有天赋的能力和权利。残疾人士虽然在某些方面受限制，也要克服种种挑战，但亦有自己的特长和才干，只要给予适当的机会，就可以和你我一样为社会做出贡献。

香港特别行政区政府（下称"香港特区政府"）矢志构建一个关爱互助，伤健共融的社会。自2008年8月31日起，联合国《残疾人权利公约》（下称《公约》）已适用于中国内地及香港特别行政区。《公约》的宗旨是促进、保护和确保所有残疾人士充分和平等地享有一切人权和基本自由。特区政府一直致力透过不同的措施，加强残疾人士的能力，支持他们全面融入社群，以体现《公约》的精神。

我衷心感谢社会服务发展研究中心（下称"社研"），致力推动香港与内地社会福利服务的知识传播及经验交流,更借诸督导和培训工作,提升内地社工服务的专业水平。"社研"联同6间香港的福利机构,出版一套7册的"康复社会工作实务系列"丛书(下称"康复实务"),就(1)肢体残疾及慢性疾病;(2)智力残疾成人;(3)精神健康;(4)听力损伤;(5)视力损伤;(6)学前发展障碍儿童及(7)康复社会工作基本理论与方法,作专题探讨,深入介绍不同范畴的康复服务在香港的发展情况,供内地的广大读者和福利界同工参考。我深信,"康复实务"将有助于内地社会工作及康复服务的进一步发展。

特区政府的康复政策目标,是建立无障碍环境,让香港在硬件、软件以至文化思维上,体现出平等、共融的精神,并帮助不同年龄层、不同类别的残疾朋友发挥所长。我们投放于康复服务的整体经常性开支持续增

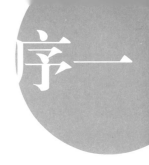

序一

长，由2007—2008财政年度的166亿港元，增至2016—2017财政年度的301亿港元，增幅达81个百分点，充分说明我们的承担和诚意。

此外，特区政府康复政策的覆盖面非常广泛。除了"康复实务"涵盖的范畴外，亦致力协助残疾人士升学、就业和融入社区；构建无障碍配套设施；支援残疾人士家属及照顾者；支援病人自助组织的发展；透过宣传教育、资助社会企业及配对商界捐款等不同方式，启动民商官的跨界力量，共同参与推动有利残疾朋友发展的政策举措等，务求在公共资源投入及政策设计上协同配合，为残疾朋友提供及时、适切和到位的支援。

过去9年，我作为特区政府的劳工及福利局局长，深深明白到，香港康复服务持续和显著的进步，全赖一班默默耕耘的福利界同工、社会工作者，以及像"社研"一样的民间机构,与特区政府的紧密合作。我期盼内地的福利界同工和社会工作者,能从"康复实务"中得到更多启迪,为你们在推动康复服务发展的路上,加添知识、智慧和力量。

序二

杨茂
中央人民政府驻香港特别行政区联络办公室社会工作部部长

欣闻香港社会服务发展研究中心（简称"社研"）又一力作——"康复社会工作实务系列"丛书即将付梓，谨此表示衷心祝贺！

2007年以来，"社研"因应国家大力发展社会服务和培养社会工作人才需要，大力推动香港与内地社会福利服务交流与合作，派出大批资深香港社工到深圳、东莞、广州等"珠三角"地区开展督导工作，同时为内地民政系统官员和一线社工提供培训服务，培养了大批优秀社工人才，为内地社会服务工作快速发展和社工人才队伍建设做出了突出贡献。然而，有幸接受香港督导"面授机宜"的人数毕竟有限，为扩大影响面，让香港社会福利界的先发优势和资深社工的经验惠及更多内地社工，让更多内地相关政府部门人员更好地了解和借鉴香港社会服务工作经验，"社研"近年适时将香港督导在内地工作的经验汇编成册,连续出版了多部社工专业书籍,反响热烈,广受内地社工专业人士的欢迎。"康复社会工作实务系列"丛书更是"社研"自2013年出版《社会工作实务手册》(中山大学出版社,2013)后又一套较为全面的社工专业手册。该书共7册,由"社研"联合香港不同类型的康复机构共同撰写,聚焦康复社会工作,内容涵盖肢体残疾及慢性疾病、智力残疾成人、精神健康、听力损伤、视力损伤、学前发展障碍儿童康复及康复社会工作基本理论与方法,内容充实,案例丰富。相信该书的出版,将为内地同行学习和了解香港经验提供有益借鉴,必将有利于内地康复领域社会工作的专业化发展。

经过十多年的努力,内地社会工作已取得长足进展,社会工作人才数量大幅增加,但离"建立一支宏大

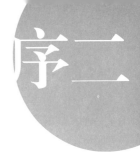

的社会工作人才队伍"的目标还有不小差距。期望"社研"不忘初心,不懈努力,发挥自身优势,继续协助内地培养社工人才,推动开展社会福利事业,不断在理论和实践上为内地社会工作建设添砖加瓦!

序三

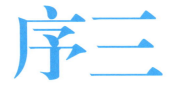

邱浩波
社会服务发展研究中心主席

  社会服务发展研究中心（以下简称"社研"）一直致力推动内地及本地社会服务发展。"社研"于2007年开始在深圳启动"先行先试"的社工督导计划——"内地社工专业督导计划"，到现时曾接受"社研"香港督导顾问培训的学员已遍布全国。此外，"社研"还在各方面支持内地社工专业发展，所以除督导计划外，"社研"在出版工作上亦投入了不少心力，希望以文字留下宝贵印记。"社研"分别出版《先行先试：深圳社工专业闪亮点》（中山大学出版社，2011年）、《社会工作实务手册》（中山大学出版社，2013年）以及《同心同行：香港顾问及深圳社工机构交汇点》（中山大学出版社，2015年），这些书籍均针对内地社工服务专业发展的需要而出版，深受两地同业的认同。内地发展社工服务已接近10年时间，整体社工发展模式已渐上轨道，近年重点亦逐步走向专项化服务发展轨道。

康复服务在社工专业服务中是一个重要的领域，世界上有10亿残疾人，约占全球人口的15%，其中近2亿受着相当严重的功能困难的困扰。根据统计，2010年，中国内地的残疾人已高达8 502万人。康复人士的社会服务需要实在不容忽视。有鉴于此，"社研"特意筹备"康复社会工作实务系列"丛书。本系列丛书一套7册，《康复社会工作基本理论与方法实务手册》为导读手册，概括介绍残疾的概念、分类和统计、康复社会服务的演进、现时主要康复社会工作以及无障碍环境的配套设施。而其余6本手册则分别深入介绍6大康复社会工作的理论与技巧，包括智力残疾成人、学前发展障碍儿童、视力损伤、肢体残疾与慢性疾病、听力损伤及精神健康这6大领域的康复社会服务。专题手册注重实务经验上的分享。内容除解释致残成因及预防问题外，还重点介绍现时香港该残疾领域所提供的服务及服务成效

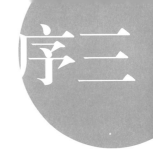

评估方法、社工实务工作手法,并辅以在个案、小组及社区工作上的实务分享。"社研"希望透过这套手册向内地介绍香港康复服务的状况,增进两地业界更多的交流,推进康复服务的创新和发展,令残疾人士及其家属在艰辛而漫长的康复过程中得到更适切的服务。

"社研"特意邀请6间提供优质康复服务的香港社会服务机构撰写专题手册,当中包括扶康会(智力残疾成人康复)、协康会(学前发展障碍儿童康复)、香港盲人辅导会(视力损伤)、香港复康会(肢体残疾与慢性疾病)、香港聋人福利促进会(听力损伤)及新生精神康复会(精神健康)。"社研"感谢这6间香港社会服务机构无私地分享他们在康复领域内的知识及宝贵经验,并派出资深同工参与本套手册的编辑小组工作,令这套手册得以顺利出版。

目录

第一章 残疾概念的发展 / 1
1.1 前言 / 2
1.2 《残疾人权利公约》/ 3
1.3 《世界残疾报告》/ 4
1.4 《仁川战略》/ 6
1.5 《社区康复指南》/ 8
1.6 残疾的定义 / 9
1.7 残疾的模式 / 12
  1.7.1 宗教模式 / 13
  1.7.2 慈善模式 / 13
  1.7.3 医疗模式 / 14
  1.7.4 社会模式 / 14
  1.7.5 人权模式 / 15

1.8 不同的残疾分类 / 16

    1.8.1 国际:《国际功能、残疾和健康分类》（ICF）/ 16

    1.8.2 中国内地:《残疾人保障法》/ 17

    1.8.3 中国香港特区:2007年《香港康复计划方案》/ 19

    1.8.4 中国台湾地区:《身心障碍手册》/ 20

1.9 残疾人口现状和参考数据 / 21

    1.9.1 国际残疾人口状况 / 21

    1.9.2 中国内地残疾人口状况 / 22

    1.9.3 中国香港特区残疾人口状况 / 26

第二章 中国残疾评估机制 / 29

2.1 视力残疾的分级 / 31

目录

2.2　听力残疾的分级 / 31

 2.2.1　听力残疾的定义 / 31

 2.2.2　听力残疾的分级 / 32

2.3　言语残疾的分级 / 33

 2.3.1　言语残疾的定义 / 33

 2.3.2　言语残疾的分级 / 34

2.4　肢体残疾的分级 / 35

 2.4.1　肢体残疾的定义 / 35

 2.4.2　肢体残疾的分级 / 36

2.5　智力残疾的分级 / 38

 2.5.1　智力残疾的定义 / 38

 2.5.2　智力残疾的分级标准 / 39

2.6　精神残疾的分级 / 39

2.6.1　精神残疾的定义 / 39

　　　2.6.2　精神残疾的分级标准 / 40

　2.7　多重残疾 / 41

　2.8　学习障碍 / 42

　2.9　自闭症光谱障碍 / 44

第三章　康复服务的演进 / 49

　3.1　从医院延伸至社区 / 50

　　　3.1.1　医院康复（院舍照顾）/ 50

　　　3.1.2　社区照顾 / 53

　3.2　从肢体功能恢复至全人康复 / 55

　　　3.2.1　生活质量 / 57

　　　3.2.2　复元概念 / 60

　3.3　从个体适应至倡议政策改变 / 69

目录

  3.3.1 "正常化"的概念 / 69

  3.3.2 对"正常化"概念的质疑 / 72

  3.3.3 实践"正常化"的优先次序 / 75

  3.3.4 推行"正常化"原则 / 77

3.4 从依赖专业至用者/残疾人积极参与 / 79

3.5 从慈善救济至权利为本 / 83

  3.5.1 "慈善"和"救济" / 84

  3.5.2 "责任"与"人权" / 85

3.6 总结 / 87

第四章 康复社会工作 / 89

4.1 康复社会工作的定义、信念和价值观 / 90

  4.1.1 康复社会工作定义 / 90

  4.1.2 康复社会工作基本理念及原则 / 91

4.2 康复社会工作的应用场所 / 97

    4.2.1 医疗康复单位 / 97

    4.2.2 教育及训练单位 / 98

    4.2.3 职业康复单位 / 99

    4.2.4 社区康复单位 / 100

4.3 康复社会工作者的核心能力、主要角色及职责 / 103

    4.3.1 康复社会工作者应具备的核心能力 / 104

    4.3.2 康复社会工作的主要角色及职责 / 107

4.4 康复社会工作介入理论及模式 / 116

    4.4.1 康复社会工作介入理论 / 117

    4.4.1 康复社会工作介入模式 / 123

4.5 跨专业团队的合作 / 142

目录

  4.5.1 跨专业团队合作的重要性／143

  4.5.2 个案经理及其角色／144

  4.5.3 个案讨论／146

 4.6 康复社会工作者的专业要求及服务督导／155

  4.6.1 社工的专业要求／155

  4.6.2 社会工作督导／157

 4.7 康复社会工作的服务成效评估／160

第五章 无障碍社会与环境／169

 5.1 无障碍环境和通道设计——权利及法例／170

 5.2 无障碍交通／172

 5.3 无障碍信息／175

 5.4 与视力损伤人士沟通的方法／178

 5.5 与视力损伤人士沟通的提示／179

5.6　导盲犬 / 180

　　5.6.1　导盲犬的历史发展 / 181

　　5.6.2　导盲犬的特质与职责 / 183

　　5.6.3　导盲犬与使用者的训练 / 184

　　5.6.4　香港导盲犬服务概况 / 185

　　5.6.5　对导盲犬使用者的态度 / 187

5.7　艺术通达服务 / 188

　　5.7.1　口述影像 / 189

　　5.7.2　触感图/触感地图/触感版本 / 190

　　5.7.3　手语传译/剧场视形传译 / 191

　　5.7.4　通达字幕 / 192

　　5.7.5　简易图文版 / 193

参考文献 / 195

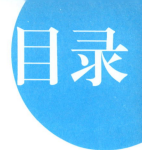

编后语 / 201

社会服务发展研究中心简介 / 203

扶康会简介 / 207

协康会简介 / 209

香港盲人辅导会简介 / 214

香港复康会简介 / 215

新生精神康复会简介 / 218

香港聋人福利促进会简介 / 220

第一章 残疾概念的发展

1.1 前言

世界上有 10 亿残疾人，约占全球人口的 15%，其中近 2 亿经受着相当严重的功能困难的困扰（世界卫生组织，2011）。残疾流行率不断上升，原因是人口老龄化以及全球慢性疾病的增多，而且与高收入国家相比，残疾流行率在低收入国家更高，这可能与该等国家在残疾预防和公共卫生方面投入的资源有关。残疾较多地影响着妇女、老年人和穷人的生活。

与非残疾人相比，残疾人健康情况差、受教育程度低、经济状况不良、贫困率高。这种情况部分是由于残疾人面临难以获得我们多数人早就得到的服务，包括卫生、教育、就业、交通、资讯。在情况较差的社区这些障碍愈加严重。

残疾人在生理、心理和感官方面有不同程度的损伤，其中大约 80% 的残疾人生活在发展中国家，他们的生活常因为自身损伤或者社会环境中的障碍而受到限制。由于公众的偏见和无知，残疾人常常遭受歧视，难以获得基本的生活保障和所需要的生活设施。这是一种"无声的危机"，不仅影响到残疾人自身和其家庭的发

第一章 残疾概念的发展

展,还影响到整个社会经济的发展和社会进步。残疾人作为人类潜能的一个重要的资源库,在这样的社会中被忽视了。事实上,残疾往往是由于人类的活动而造成的,或者仅仅由于不小心而造成。因此,公众、政府和慈善组织应该联合起来提供援助来结束这"无声的危机"(中国残疾人网)。

在推动和倡议整个残疾人康复事业的过程中,联合国和其他国际组织制备和通过了多份文件,包括《残疾人权利公约》、《世界残疾报告》、《仁川战略》及《社区康复指南》,使国际社会在维护残疾人人权和推进残疾人福祉工作方面有所依从。

1.2 《残疾人权利公约》

联合国成立的宗旨是宣导全人类的权利、基本自由和平等,因此也非常关注残疾人福利和权利的发展。正如《联合国宪章》《世界人权宣言》《国际人权盟约》所确认的,残疾人和正常人一样拥有在平等的基础上行使他们的公民、政治、社会和文化的权利。2006 年 12 月 13 日,第 61 届联合国大会通过了《残疾人权利公约》(*Convention of the Rights of Persons with Disabilities*)

（以下简称《公约》）。

《公约》旨在"促进、保护和确保所有残疾人充分和平等享有一切人权和基本自由，并促进对残疾人固有尊严的尊重"。中国政府于 2008 年 6 月 26 日加入《公约》，是首批签署《公约》的国家之一。同年 8 月 31 日，《公约》在中国正式生效，香港和澳门两个特别行政区也受《公约》的约束。《公约》提供了国际性的残疾人法律与政策性框架，为保障残疾人权利，促进残疾人全面发展以及有效开展社区康复服务提供了理论依据。《公约》的主要条款可在下述网址下载：http://www.un.org/disabilities/documents/convention/convoptprot – c. pdf。

1.3 《世界残疾报告》

第一版《世界残疾报告》（World Report on Disability）（以下简称《报告》）于 2011 年由世界卫生组织和世界银行共同发布。这份报告为我们理解残疾的内涵以及残疾对个人和社会的影响做出了巨大贡献。《报告》强调了残疾人士所面对的各种障碍——态度的、躯体的以及财政的等。设法解决这些障碍正是社会要承担的使命。事实上我们在道德上有责任为残疾人消除障碍，并

第一章 残疾概念的发展

投入足够的资金和技能来开发他们的巨大潜力。全世界的政府机构不能再忽视无数没有机会得到卫生保健、康复、支援、教育以及就业的残疾人，并且使他们获得从来没有获得过的展示自己才华的机会。

这份报告对地区、国家以及国际社会各层级针对残疾问题应采取的行动给出了建议。对与残疾相关的政策制定者、研究人员、实际工作者、宣导者以及志愿者，这份报告都将成为一个非常宝贵的工具。《公约》的生效及这份报告的发布，必将成为残疾人融入社会生活的转折点（图1-1）。

《报告》建议各有关部门——包括政府、社会团体、残疾人组织——分步建立无障碍环境、发展康复和支援服务、赋予适当的社会保障、制定包容性政策与专项计划，使新制定与现有的标准与条例生效，让残疾人

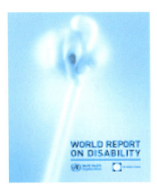

图1-1 《世界残疾报告》

乃至社区获益。残疾人应该是这些活动的核心。《报告》的主要内容可在下述网址下载（中文版只有概要）：

http://www.who.int/disabilities/world_report/2011/report/en/。

1.4 《仁川战略》

亚太经济社会区域各国政府，于2012年10月29日至11月2日在韩国仁川市聚会，为新一轮亚洲及太平洋残疾人10年（2013—2022年）制定方针。来自各种民间社会组织的代表也参加了会议，其中包括残疾人组织和为残疾人服务的组织。参加会议的还有政府间组织、发展合作机构以及联合国系统的代表。与会代表通过了《2013—2022年亚洲及太平洋残疾人十年部长级宣言》以及《亚洲及太平洋残疾人"切实享有权利"仁川战略》（*Incheon Strategy to "Make the Right Real" for Persons with Disabilities in Asia and the Pacific*）（以下简称《仁川战略》，图1-2）。

《仁川战略》是亚太区域乃至全世界第一套区域商定的包容残疾人的发展目标，是经各国政府和民间社会利益攸关方经两年多磋商协调而制定，含10个大目标、27个小目标和62项指标。《仁川战略》将协助亚太区域追踪为6.5亿残疾人改善生活品质及实现各种权利的进展情况，这些残疾人大部分都生活在贫困之中。

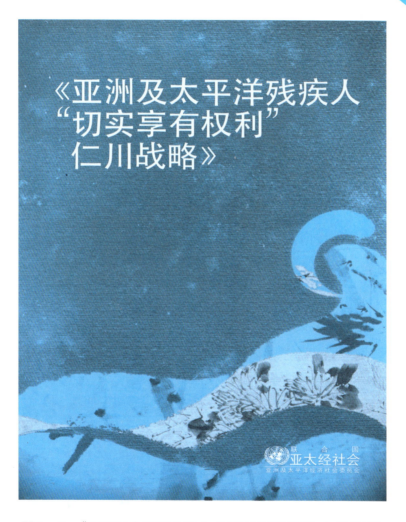

图1-2 《亚洲及太平洋残疾人"切实享有权利"仁川战略》

《仁川战略》的主要内容可在下述网址下载：http://www.unescapsdd.org/publications/incheon-strategy。

1.5 《社区康复指南》

2010年10月,世界卫生组织、联合国教科文组织、国际劳工组织和国际残疾发展联盟共同出版了《社区康复指南》(Community-based Rehabilitation Guidelines)(以下简称《指南》,图1-3),为各国实施社区康复提供了具体工作指南。《指南》强调残疾人的包容性发展,并构建了残疾人包容性发展的5大领域25个功能模组(简称"社区康复矩阵")。

社区康复服务需要与残疾人的需求相匹配,康复服务的内容与形式也需要满足残疾人不同层次的需求。《指南》系统完整地构建了现代社区康复的服务内容与方法体系,运用这个体系,我们可以制定全面系统的社区康复工作方案(邱卓英等,2014)。

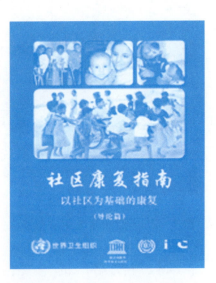

图1-3 《社区康复指南》

《指南》的主要内容可在下述网址下载：http://www.who.int/disabilities/cbr/guidelines/zh/。

残疾的定义

不同的人会对"残疾"给出不同的定义。因此，关于"什么是残疾"这个问题的答案，可能就不是像一般人所理解到的那么分明了。残疾是一个演变中的概念，是由残疾的人士和各种态度及环境障碍的相互作用引起，窒碍他们像其他人一样平等地全面参与社会。残疾（功能减弱或丧失）是人类的一种生存状态，几乎每个人在生命的某一阶段都有暂时或永久的损伤，而步入老年的人将经历不断增加的功能障碍。残疾是复杂的，为了克服残疾带来的不利情况而采取的各种干预措施也是多样的和系统的，并且会随着情境的变化而变化（世界卫生组织，2011）。

医学模式用疾病或意外造成的身体损伤，来解释伤残人士在生理、心理与社会方面遇到的各种问题。1980年世界卫生组织（World Health Organization，"WHO"）订定的"国际损伤障碍与残疾分类系统"（International Classification of Impairment, Disability and Handicap,

ICIDH），就主要是以医学模式为基础的解释（伤健协会，2013）。

2001年5月，在第54届世界卫生大会上，世界卫生组织191个成员国一致签署协定，认可《国际残疾分类》第2版（ICIDH2），题为《国际功能、残疾和健康分类》（International Classification of Functioning, Disability, and Health, ICF），中文简称为《国际功能分类》。ICF中残疾的定义，是对损伤、活动受限和参与局限性的一个概括性术语。它表示在个体（有某种健康情况）和个体所处的情景性因素（环境和个人因素）之间发生交互作用的消极方面。

ICF的框架（如图1-4所示）强调个人健康状态不但要从医学角度考虑（如身体功能和结构），亦需同时考虑其社会方面的因素（如活动和参与、环境因素等）。

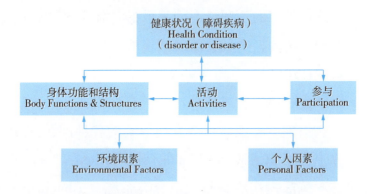

图1-4 《国际功能、残疾和健康分类》基本内容

第一章 残疾概念的发展

ICF 采用统一且标准化的语言和架构，是一个跨文化、年龄和性别的分类系统，适用于不同的康复治疗、服务和政策。亚太地区中，澳洲、日本和中国台湾地区已率先将 ICF 应用于不同范畴上。

1. 试举一例子说明截肢者的处境

当人因疾病或意外而须接受双腿截肢后，他到底会出现哪种程度的残疾？传统的医学模式和 ICF 有截然不同的看法。

2. 医学模式的观点——从个人的伤残状况出发，判断残疾程度

伤残：身体缺少了双腿。

残疾：无法像一般人走路或自理生活。

障碍：被限制了上学、外出活动或就业的机会。

3. ICF 的观点——从健康状况、个人因素及环境因素去评估一个人的身体功能、个人活动能力和社会参与情况

健康状况：身体缺少了双腿。

个人因素：情绪因受伤久未平伏，不愿外出与社区接触。

环境因素：居住的大厦及社区欠缺无障碍设施。

身体功能及结构：失去双脚的活动能力。

个人的活动能力：行动能力受到限制、部分生活自

理上需要协助。

参与：限制了上学、外出活动或就业的机会。

（摘录自伤健协会教材，2013）

ICF分类不单从理念上不再把造成残疾人士的活动限制和参与障碍归咎于个人的身体残障，亦改变了传统上对残疾的观念。让我们意识到残疾人士的活动限制和参与障碍不仅是身体功能受损的后果，社会态度、环境、设施、制度等也是重要原因（伤健协会，2013）。因此，康复工作者不能只注重训练残疾人士适应社会的能力，更加重要的是改变社会态度、环境和制度，倡议无障碍设施，降低残疾人士的限制和障碍，营造有利的环境让他们康复。

1.7 残疾的模式

"残疾模式"是社会残疾理念的具体化，是一种信念体系。残疾模式的发展随着社会发展而演变，反映了在特定历史时期社会对残疾人的态度以及残疾人的大致处境，其发展和盛行是一个有机的连续体，不能简单地将它们视为相互排斥和相互替代的对立物。它们是政府与社会选择战略、设计制度来发展残疾人事业的路径依赖和政策视角，也是理解不同时代残疾人事业发展的思维框架（郑雄飞，2009）。简单来说，残疾模式是指公众如何看待残疾及残疾人的思维模式。

1.7.1 宗教模式

宗教模式（Religious Model），又称道德模式（Moral Model），随着教育的普及和《公约》的落实，渐渐遭大多数人摒弃。不过，宗教模式在一些封建迷信盛行的欠发达地区仍然存在，人们将残疾与罪行、羞耻联系在一起，把残疾视为妖魔或灾难，认为残疾人根本不值得拥有尊严和社会地位。因此，使得残疾人处于被迫害和隔离的境地，不得参与任何社会活动。

1.7.2 慈善模式

慈善模式（Charity Model）中，残疾是一种偶发于个人之不幸事故的悲剧，它可借由非残疾人的协助或残疾人个人的勇气予以克服。残疾人被视为自身残损的牺牲品、受害人，他们通常被置于"不幸"或"可怜"的角色上，被认为是"无能"的弱者，需要怜悯、同情和关照。慈善模式的基本前提假设是残疾人具有极强的依赖性，是不能自立的，需要外界的照顾。

1.7.3 医疗模式

医疗模式（Medical Model），又称"生物医学模式"（Bio-Medical Model）。医疗模式认为，残疾是由于个人的身体残损或精神障碍导致的，与社会或地理环境没有太大的联系，残疾人不能为自己的生活做出正确决策，必须通过医疗康复的介入方法，去"治疗"或"纠正"。由此推论，残疾人由于自身的缺陷不可能拥有与非残疾人一样多的机会。

医学模式过度强调医疗对残疾的作用，身体健全的人被视为正常人，残疾人被视为非正常人，不能独立生活，"治愈残疾"是帮助残疾人"正常化"。在医学模式中，医学专家仍扮演着权威角色，残疾人只是"患者"和"局外人"。

1.7.4 社会模式

社会模式（Social Model）认为残疾人是社会环境中天然不可分割的部分。真正把残疾人置于不利地位的不是残疾人的身体或精神状况，而是社会对残疾人的反应，是社会未能有效地包容人与人之间在身体、精神和智力等方面的差异。残疾是源自于社会组织本身的一种排斥，使其缺乏实际接触社会的机会或对残疾人的偏见。"残疾"是社会的生活方式、生产方式、社会结构、思维观念、社会环境等各种障碍造成的，因此要改变的并非残疾人而是社会。

1.7.5 人权模式

人权模式（Human Rights Model），也是《残疾人权利公约》采纳和推动的模式。人权模式对残疾人问题的论述角度从"个体残损"转向"个体权利"，强调了残疾人作为社会成员应拥有的基本权利，指出了政府和社会在残疾人问题上的"缺位"和"失责"，从规范的角度提出"政府应当做什么""社会应当做什么"的新视角。

人权模式支援社会模式，并在社会模式的基础上明确地指出残疾问题是一个人权问题。人权模式对医学模式等传统模式提出了挑战，它将"残障"视为社会压制的结果，认为残疾人之所以残障——不能充分参与社会活动，是因为残疾人面临太多的障碍。而这些障碍并不是来自残疾人个体本身的残损，而是来自社会剥夺，即对残疾人基本权利的剥夺。

（以上有关残疾模式的论述摘录自中国残疾人网、香港复康会教材、付克礼、曲相霏、郑雄飞）

1.8 不同的残疾分类

1.8.1 国际：《国际功能、残疾和健康分类》（ICF）

ICF定义：身体功能是身体各系统的生理功能（包括心理功能）；身体结构是身体的解剖部位，如器官、肢体及其组成部分；损伤（即残疾）是身体功能或结构出现的问题，如明显的变异或缺失。由此，ICF按照身体功能问题和身体结构问题两个方面进行残疾分类：

1. 身体功能

（1）精神功能。

（2）感觉功能和疼痛。

（3）发声和言语功能。

（4）心血管、血液、免疫和呼吸系统功能。

（5）消化、代谢和内分泌系统功能。

（6）泌尿生殖和生育功能。

第一章 残疾概念的发展

（7）神经肌肉骨骼和与运动有关的功能。

（8）皮肤和有关结构的功能。

2. 身体结构

（1）神经系统的结构。

（2）眼、耳和有关结构。

（3）涉及发声和言语的结构。

（4）心血管、免疫和呼吸系统的结构。

（5）与消化、代谢和内分泌系统有关的结构。

（6）与泌尿和生殖系统有关的结构。

（7）与运动有关的结构。

（8）皮肤和有关结构。

1.8.2 中国内地：《残疾人保障法》

《中华人民共和国残疾人保障法》中将残疾分为7类，具体如下：

1. 视力残疾

各种原因导致双眼视力低下并且不能矫正或双眼视野缩小，以致影响其日常生活和社会参与。视力残疾包括盲及低视力。

2. 听力残疾

各种原因导致双耳不同程度的永久性听力障碍，听不到或听不清周围环境声及言语声，以致影响其日常生活和社会参与。

3. 言语残疾

各种原因导致的不同程度的言语障碍，经治疗一年以上不愈或病程超过两年，而不能或难以进行正常的言语交流活动，以致影响其日常生活和社会参与。包括：失语、运动性构音障碍、器质性构音障碍、发声障碍、儿童言语发育迟滞、听力障碍所致的言语障碍、口吃等（注：3 岁以下不定残）。

4. 肢体残疾

身体运动系统的结构、功能损伤造成的四肢残缺或四肢、躯干麻痹（瘫痪）、畸形等导致人体运动功能不同程度丧失以及活动受限或参与的局限。肢体残疾主要包括：

（1）上肢或下肢因伤、病或发育异常所致的缺失、畸形或功能障碍；

（2）脊柱因伤、病或发育异常所致的畸形或功能障碍；

（3）中枢、周围神经因伤、病或发育异常造成躯干或四肢的功能障碍。

5. 智力残疾

智力显著低于一般人水准，并伴有适应行为的障碍。此类残疾是由于神经系统结构、功能障碍，使个体活动和参与受到限制，需要环境提供全面、广泛、有限和间歇的支援。智力残疾包括在智力发育期间（18 岁之前），由于各种有害因素导致的精神发育不全或智力迟滞；或者智力发育成熟以后，由于各种有害因素导致智力损害或智力明显衰退。

6. 精神残疾

各类精神障碍持续一年以上未痊愈，由于存在认知、情感和行为障碍，以致影响其日常生活和社会参与。

7. 多重残疾

同时存在视力残疾、听力残疾、言语残疾、肢体残疾、智力残疾、精神残疾中的两种或两种以上残疾。

1.8.3 中国香港特别行政区：2007 年《香港康复计划方案》

2007 年《香港康复计划方案》将残疾划分为以下 10 类：

（1）注意力不足/过度活跃症。

（2）自闭症。

（3）听力损伤。

（4）智力残疾。

(5) 精神病。

(6) 肢体伤残。

(7) 特殊学习困难。

(8) 言语障碍。

(9) 器官残障。

(10) 视力损伤。

1.8.4　中国台湾地区：《身心障碍手册》

中国台湾地区的《身心障碍手册》将残疾类型划分为：

(1) 神经系统构造及精神、心智功能。

(2) 眼、耳及相关构造与感官功能及疼痛。

(3) 涉及声音与言语构造及其功能。

(4) 循环、造血、免疫与呼吸系统构造及其功能。

(5) 消化、新陈代谢与内分泌系统相关构造及其功能。

(6) 泌尿与生殖系统相关构造及其功能。

(7) 神经、肌肉、骨骼之运动相关构造及其功能。

(8) 皮肤与相关构造及其功能。

残疾概念的发展

1.9 残疾人口现状和参考数据

1.9.1 国际残疾人口状况

世界上有 10 亿残疾人，约占全球人口的 15%，其中近 2 亿经受着相当严重的功能困难困扰。在预期寿命超过 70 岁的国家中，平均每人有 8 年、11.5% 的生命是在残疾中度过的。联合国开发计划署资料显示，80% 的残疾人生活在发展中国家。世界银行估计，世界上最贫穷的人当中 20% 是残疾人，他们在各自所在社区里是最为弱势的群体。

经济合作与发展组织（"经合组织"）秘书处指出，在经合组织成员国中，教育普及率较低的国家残疾人比率较大。平均来说，受教育较少的人中 19% 是残疾人，相比之下，受良好教育人中 11% 是残疾人。残疾妇女比男性多，残疾妇女的条件更为不利，饱受性别和残疾带来的排斥。

联合国儿童基金会的资料显示，30% 无家可归的青年是残疾人。一些国家 5 岁以下儿童的死亡率下降到了

20%以下，但是残疾儿童的死亡率却高达80%，在很多情况下残疾儿童根本无法存活。联合国教科文组织称，发展中国家90%的残疾儿童没有上学。

国际劳工组织称，估计全球有3.86亿适龄工作的残疾人。在有些国家，残疾人失业率高达80%，通常雇主认为残疾人没有工作能力。2004年美国调查显示，只有35%的适龄工作的残疾人实际在工作，相比之下有78%的非残疾人拥有工作。2/3的失业残疾人表示他们愿意工作，只是找不到工作。

1.9.2 中国残疾人口状况

根据第六次全国人口普查及第二次全国残疾人抽样调查，以我国残疾人占全国总人口的比例和各类残疾人占总人数的比例推算，2010年末，我国残疾人总人口8 502万人。

各类残疾人的人数如表1-1所示。

表1-1 中国各类残疾人人数

残疾类别	人口数（万人）
视力残疾	1 263
听力残疾	2 054

续上表

残疾类别	人口数（万人）
言语残疾	130
肢体残疾	2 472
智力残疾	568
精神残疾	629
多重残疾	1 386

资料来源：中国残疾人联合会网页。

各残疾等级人数如表1-2所示。

表1-2 中国残疾人等级及人数

残疾数别	人口数（万人）
重度残疾	2 518
中度和轻度残疾人	5 984

资料来源：中国残疾人联合会网页，http://voice.cdpf.org.cn：1980/SuniT/www.cdpf.org.cn/sjzx/cjrgk/201206/t20120626_387581.shtml。

根据2006年全国残疾人口抽样调查资料推算，全国各类残疾人的总数为8 296万人。占全国总人口的比例为6.34%。各类残疾人的人数分别是：视力残疾1 233万人，听力残疾2 004万人，言语残疾127万人，肢体残疾2 412万人，智力残疾554万人，精神残疾614万人，多重残疾1 352万人。

有残疾人的家庭人口：全国有残疾人的家庭共7 050万户，占全国家庭总户数的17.80%；其中有2个以上残疾人的家庭876万户，占残疾人家庭的12.43%。有残疾人的家庭户规模为3.51人。

残疾人口的性别构成：全国残疾人口中，男性为4 277万人，女性为4 019万人，性别比（以女性为100，男性对女性的比例）为106.42。

残疾人口的年龄构成：全国残疾人口中，0～14岁的残疾人口为387万人，15～59岁的人口为3 493万人，60岁及以上的人口为4 416万人（65岁及以上的人口为3 755万人）。

残疾人口的城乡分布：全国残疾人口中，城镇残疾人口为2 071万人，农村残疾人口为6 225万人。

残疾人口的残疾等级构成：全国残疾人口中，残疾等级为一、二级的重度残疾人为2 457万人；残疾等级为三、四级的中度和轻度残疾人为5 839万人。

残疾人口的受教育程度：全国残疾人口中，具有大学程度（指大专及以上）的残疾人为94万人，高中程度（含中专）的残疾人为406万人，初中程度的残疾人为1 248万人，小学程度的残疾人为2 642万人（以上各种受教育程度的人包括各类学校的毕业生、肄业生和在校生)。15岁及以上残疾人文盲人口（不识字或识字很少的人）为3 591万人，文盲率为43.29%。

残疾儿童受教育状况：6～14岁学龄残疾儿童为246万人，占全部残疾人口的2.96%。学龄残疾儿童中，63.19%正在普通学校或特殊教育学校接受义务教育。

残疾人口的就业与有关社会保障情况：全国城镇残疾人口中，在业的残疾人为297万人，不在业的残疾人为470万人。城镇残疾人口中，有275万人享受到当地居民最低生活保障，占城镇残疾人口总数的13.28%。农村残疾人口中，有319万人享受到当地居民最低生活保障，占农村残疾人口总数的5.12%。

残疾人家庭的收入：全国有残疾人的家庭2005年人均全部收入，城镇为4 864元，农村为2 260元。12.95%的农村残疾人家庭年人均全部收入低于683元，7.96%的农村残疾人家庭年人均全部收入在684元至944元之间。

残疾人需求的前四项及比例分别为：有医疗服务与救助需求的占72.78%；有救助或扶持需求的占67.78%；有辅助器具需求的占38.56%；有康复训练与服务需求的占27.69%。

（资料来源：中国残疾人联合会网页，中国残疾人联合会第六次大会主席发言稿）

1.9.3 中国香港特区残疾人口状况

香港特区政府统计处于2013年花了一整年时间,进行了一项有关残疾人士及长期病患者的全港性统计调查,其目的是评估选定残疾类别及长期病患的总人数及其普遍率。是项统计调查亦搜集了残疾人士及长期病患者的基本概况的资料,还包含了有关他们的照顾者的资料(香港统计处第62号专题报告书)。

残疾人士总数:在2013年,57.86万人有一项或多于一项下列残疾类别:

(1) 身体活动能力受限制。
(2) 视觉有困难。
(3) 听觉有困难。
(4) 言语能力有困难。
(5) 精神病/情绪病。
(6) 自闭症。
(7) 特殊学习困难。
(8) 注意力不足/过度活跃症,高于2007年的36.13万人。

有该型残疾类别人士的整体普遍率(以占全港整体人口的百分比计算)为8.1%,而2007年的相应数字为5.2%。

根据粗略的统计评估，全港智力残疾人士的总数可能为7.1万人至10.1万人，即全港智力残疾人的普遍率为1.0%～1.4%。

长期病患者的概况：在2013年，137.52万人需要长期（即持续最少6个月的时间）接受药物治疗、复诊或打针以治疗某种（或多于一种）疾病，约占全港整体人口的19.2%，较2007年的115.27万人（16.7%）为高。首三类最普遍提及的需要长期接受药物治疗、复诊或打针的病患为高血压（在该137.52万人中占51.5%）、糖尿病（22.9%）及心脏病（10.4%）。

在日常生活中有否困难：10.6万名残疾人士（占所有残疾人士的18.3%）表示因其残疾而令其日常生活有很大困难；另外，29.21万人（50.5%）表示有少许困难；9.38万名长期病患者（占所有长期病患者的6.8%）表示因其长期病患而令其日常生活有很大困难；另外，25.59万人（18.6%）表示有少许困难。

残疾与贫穷：香港残疾人士的贫穷率高达45.3%，达到22.6万多人，与本港整体贫穷率19.9%比较，高出两倍多，亦远较经合组织的1.6倍为高。18～64岁适龄工作的残疾人士的贫穷率为22.4%，远较相同年龄群的整体贫穷率10.5%为高。

残疾人士的工作能力以至在劳工市场的参与程度，很可能会受到残疾影响。按经济活动身份划分，17.99万名的残疾适龄工作人士当中，只有39.1%从事经济活动，远低于整体人口中同年龄层的相应比例（72.8%）。至于残疾长者中，更只有2.1%从事经济活动，远低于整体长者的7.9%。致贫原因有三：

　　（1）因残疾而影响工作能力，他们容易失去就业收入作为重要的家庭户收入来源。

　　（2）残疾人士的就业困难，在职的残疾人士受其健康状况影响，较难担任全职工作，就业收入因而偏低或不稳定。

　　（3）照顾者无法抽身以全面参与劳工市场，难以通过工作对家庭提供财政支援（《2013年香港残疾人士贫穷情况报告》）。

第二章

中国残疾评估机制

2008年，中国残疾人联合会印发《关于制发第二代〈中华人民共和国残疾人证〉的通知》（残联发〔2008〕10号）（以下简称《通知》），以此进一步规范对残疾人口的管理工作，建立残疾人口基础资料库，推动残疾人服务事业的进一步深入。与此同时，该《通知》还正式发布了《第二次全国残疾人抽样调查残疾标准》和《中华人民共和国残疾评定表》，以此细化我国残疾分类和残疾等级标准，为日后制定残疾人服务政策奠定了工作基础。该《通知》强调，"残疾人证是认定残疾人及残疾类别、等级的合法证件，是残疾人享受国家和地方政府优惠政策的重要凭证"。

《第二次全国残疾人抽样调查残疾标准》对视力、听力、言语、肢体、智力、精神共6类残疾的分级标准进行了规范，并强调"存在两种或两种以上残疾为多重残疾。多重残疾应指出其残疾的类别。多重残疾分级按所属残疾中最重类别残疾分级标准进行分级"。

中国残疾评估机制

2.1 视力残疾的分级

视力残疾的分级如表 2-1 所示。

表 2-1 视力残疾的分数

类别	级别	最佳矫正视力
盲	一级	无光感 < 0.02；或视野半径 < 5 度
盲	二级	0.02 ~ < 0.05；或视野半径 < 10 度
低视力	三级	0.05 ~ < 0.1
低视力	四级	0.1 ~ < 0.3

[注]

1. 盲或低视力均指双眼而言，若双眼视力不同，则以视力较好的一眼为准。如仅有单眼为盲或低视力，而另一眼的视力达到或优于0.3，则不属于视力残疾范畴。

2. 最佳矫正视力是指以适当镜片矫正所能达到的最好视力，或以针孔镜所测得的视力。

3. 视野半径 < 10 度者，不论其视力如何均属于盲。

2.2 听力残疾的分级

2.2.1 听力残疾的定义

听力残疾，是指人由于各种原因导致双耳不同程度的永久性听力障碍，听不到或听不清周围环境声及言语声，以致影响日常生活和社会参与。

2.2.2 听力残疾的分级

1. 听力残疾一级

听觉系统的结构和功能方面极重度损伤，较好耳平均听力损失≥91dBHL，在无助听设备情况下，不能依靠听觉进行言语交流，在理解和交流等活动上极度受限，在参与社会生活方面存在极严重障碍。

2. 听力残疾二级

听觉系统的结构和功能重度损伤，较好耳平均听力损失在81～90dBHL之间，在无助听设备的情况下，在理解和交流等活动上重度受限，在参与社会生活方面存在严重障碍。

3. 听力残疾三级

听觉系统的结构和功能重度损伤，较好耳平均听力损失在61～80dBHL之间，在无助听设备的情况下，在理解和交流等活动上中度受限，在参与社会生活方面存在中度障碍。

4. 听力残疾四级

听觉系统的结构和功能中度损伤，较好耳平均听力损失在 41～60dBHL 之间，在无助听设备的情况下，在理解和交流等活动上轻度受限，在参与社会生活方面存在轻度障碍。

2.3 言语残疾的分级

2.3.1 言语残疾的定义

言语残疾是指由于各种原因导致的不同程度的言语障碍（经治疗一年以上不愈或病程超过两年者），不能或难以进行正常的言语交往活动（3 岁以下不定残）。

言语残疾包括：

1. 失语

是指由于大脑言语区域以及相关部位损伤所导致的获得性言语功能丧失或受损。

2. 运动性构音障碍

是指由于神经肌肉病变导致构音器官的运动障碍，主要表现为不会说话、说话费力、发声和发音不清等。

3. 器官结构异常所致的构音障碍

是指构音器官形态结构异常所致的构音障碍。其代表为腭裂以及舌或颌面部术后。主要表现为不能说话、鼻音过重、发音不清等。

4. 发声障碍（嗓音障碍）

是指由于呼吸及喉存在器质性病变导致的失声、发声困难、声音嘶哑等。

5. 儿童言语发育迟滞

指儿童在生长发育过程中其言语发育落后于实际年龄的状态。主要表现为不会说话、说话晚、发音不清等。

6. 听力障碍所致的语言障碍

是指由于听觉障碍所致的言语障碍。主要表现为不会说话或者发音不清。

7. 口吃

是指言语的流畅性障碍。常表现为在说话的过程中拖长音、重复、语塞并伴有面部及其他行为变化等。

2.3.2 言语残疾的分级

1. 言语残疾一级

无任何言语功能或语音清晰度≤10%，言语表达能力等级测试未达到一级测试水准，不能进行任何言语交流。

2. 言语残疾二级

具有一定的发声及言语能力。语音清晰度在11%～

25%之间，言语表达能力未达到二级测试水准。

3. 言语残疾三级

可以进行部分言语交流。语音清晰度在26%～45%之间，言语表达能力等级测试未达到三级测试水准。

4. 言语残疾四级

能进行简单会话，但用较长句或长篇表达困难。语音清晰度在46%～65%之间，言语表达能力等级未达到四级测试水准。

2.4 肢体残疾的分级

2.4.1 肢体残疾的定义

肢体残疾，是指人体运动系统的结构、功能损伤造成四肢残缺或四肢、躯干麻痹（瘫痪）、畸形等而致人体运动功能不同程度的丧失以及活动受限或参与的局限。

肢体残疾包括：

（1）上肢或下肢因伤、病或发育异常所致的缺失、畸形或功能障碍。

（2）脊柱因伤、病或发育异常所致的畸形或功能障碍。

（3）中枢、周围神经因伤、病或发育异常造成躯干或四肢的功能障碍。

2.4.2 肢体残疾的分级

1. 肢体残疾一级

不能独立实现日常生活活动，包括：

（1）四肢瘫——四肢运动功能重度丧失。

（2）截瘫——双下肢运动功能完全丧失。

（3）偏瘫——一侧肢体运动功能完全丧失。

（4）单全上肢和双小腿缺失。

（5）单全下肢和双前臂缺失。

（6）双上臂和单大腿（或单小腿）缺失。

（7）双全上肢或双全下肢缺失。

（8）四肢在不同部位缺失。

（9）双上肢功能极重度障碍或三肢功能重度障碍。

2. 肢体残疾二级

基本上不能独立实现日常生活活动，包括：

（1）偏瘫或截瘫，残肢保留少许功能（不能独立行走）。

（2）双上臂或双前臂缺失。

（3）双大腿缺失。

（4）单全上肢和单大腿缺失。

（5）单全下肢和单上臂缺失。

（6）三肢在不同部位缺失（一级中的情况除外）。

（7）二肢功能重度障碍或三肢功能中度障碍。

3. 肢体残疾三级

能部分独立实现日常生活活动，包括：

（1）双小腿缺失。

（2）单前臂及其以上缺失。

（3）单大腿及其以上缺失。

（4）双手拇指或双手拇指以外其他手指全缺失。

（5）二肢在不同部位缺失（二级中的情况除外）。

（6）一肢功能重度障碍或二肢功能中度障碍。

4. 肢体残疾四级

基本上能独立实现日常生活活动，包括：

（1）单小腿缺失。

（2）双下肢不等长，差距在5厘米以上（含5厘米）。

（3）脊柱僵直。

（4）脊柱畸形，驼背畸形大于70度或侧凸大于45度。

（5）单手拇指以外其他4指全缺失。

（6）单侧拇指全缺失。

（7）单足跗跖关节以上缺失。

（8）双足趾完全缺失或失去功能。

（9）侏儒症（身高不超过 130 厘米的成年人）。

（10）一肢功能中度障碍，两肢功能轻度障碍。

（11）类似上述的其他肢体功能障碍。

2.5 智力残疾的分级

2.5.1 智力残疾的定义

智力残疾，是指智力显著低于一般人水准，并伴有适应行为的障碍。此类残疾是由于神经系统结构、功能障碍，使个体活动和参与受到限制，需要环境提供全面、广泛、有限和间歇的支援。

智力残疾包括：在智力发育期间（18 岁之前），由于各种有害因素导致的精神发育不全或智力迟滞；或者智力发育成熟以后，由于各种有害因素导致智力损害或智力明显衰退。

2.5.2 智力残疾的分级标准（见表2-2）

表2-2 智力残疾的分级标准

级别	分级标准			
	发展商(DQ) 0～6岁	智商（IQ） 7岁及以上	适应性行为 (AB)	WHO—DAS Ⅱ分值 18岁以上
一级	≤25	<20	极重度	≥116分
二级	26～39	20～34	重度	106～115分
三级	40～54	35～49	中度	96～105分
四级	55～75	50～69	轻度	52～95分

2.6 精神残疾的分级

2.6.1 精神残疾的定义

精神残疾，是指各类精神障碍持续一年以上未痊愈，由于病人的认知、情感和行为障碍，影响其日常生活和社会参与。

2.6.2 精神残疾的分级标准

18岁以上的精神障碍患者根据世界卫生组织《残疾评定量表》(WHO—DAS)分数和下述的适应行为表现，18岁以下者依据下述的适应行为表现，把精神残疾划分为四级：

1. 精神残疾一级

WHO—DAS值≥116分，适应行为严重障碍；生活完全不能自理，忽视自己的生理、心理的基本要求。不与人交往，无法从事工作，不能学习新事物。需要环境提供全面、广泛的支援，生活长期、全部需他人监护。

2. 精神残疾二级

WHO—DAS值在106～115分之间，适应行为重度障碍；生活大部分不能自理，基本不与人交往，只与照顾者简单交往，能理解照顾者的简单指令，有一定学习能力。监护下能从事简单劳动。能表达自己的基本需求，偶尔被动参与社交活动；需要环境提供广泛的支援，大部分生活仍需他人照料。

3. 精神残疾三级

WHO—DAS值在96～105分之间，适应行为中度障碍；生活上不能完全自理，可以与人进行简单交流，能表达自己的情感。能独立从事简单劳动，能学习新事物，但学习能力明显比一般人差。被动参与社交活动，偶尔能主动参与社交活动；需要环境提供部分的支援，即所需要的支援服务是经常性的、短时间，部分生活需由他人照料。

4. 精神残疾四级

WHO—DAS 值在 52～95 分之间，适应行为轻度障碍；生活上基本自理，但自理能力比一般人差，有时忽略个人卫生。能与人交往，能表达自己的情感，体会他人情感的能力较差，能从事一般的工作，学习新事物的能力比一般人稍差；偶尔需要环境提供支援，一般情况下生活不需要由他人照料。

多重残疾

存在两种或两种以上残疾为多重残疾。多重残疾应指出其残疾的类别。多重残疾分级按所属残疾中最重类别残疾分级标准进行分级。

2.8 学习障碍

根据1975年美国公布的《全体残障儿童教育法案》(The Education for All Handicapped Children Act) 对学习障碍的界定如下：

学习障碍（Learning Disabilities）是指一种或一种以上的基本心理历程异常，如理解、使用语言、文字及说话等方面的缺陷。这些异常可能表现为在听、说、读、写、拼字或算术等方面能力的障碍。因此，学习障碍包括知觉障碍、脑伤、脑功能失常所导致的阅读能力困难及语文能力困难，但不包括视力损伤、听力损伤、肢障、智能迟滞、文化不利及环境所造成的学习障碍。

一般说来，学习障碍的孩子智力正常，但因为脑神经中某种学习功能的异常，使他们在听说读写或运算上出现困难，导致他们在学校的学科学习方面产生问题。

值得注意的是，在本港，教育界或教育局一般比较倾向采用"特殊学习困难"（Specific Learning Difficulty）一词，以便更清楚地阐明上述"学习障碍"的概念；而本地的家长组成的自助组织则比较惯用"特殊学习障碍"（Specific Learning Disability）一词。

"特殊学习困难"包含不同的类别，如读写困难（developmental dyslexia）、数学运算障碍（dyscalculia or mathematics disorder）、动作协调障碍（developmental co-ordination disorder）、特殊语言困难（specific language impairment）等。其中以读写困难为最常见的一类，占在学学童人数约一成（10%）。读写困难并非由于智力不足，而是因为感官障碍或缺乏学习机会所引致。有读写困难的学童在学习读写方面有持续而严重的困难，未能准确而流畅地阅读和默写字词以及理解和书写文章。

过去，由于对"特殊学习困难"的认识不足，家长和老师很容易将学习障碍的孩子所呈现的学习困难归咎于懒惰、不用心、不听话，特别是他们在外观上与一般孩子无异时。

近数十年，外国和本地的学者就"学习障碍"的课题进行了广泛的研究和公众教育，让大众明白了"学习障碍"属于发展障碍（developmental disability）的一种，有其特殊学习需要（special educational needs），是终身伴随（life-long）的障碍。值得鼓舞的是，越来越多的研究结果显示，若能及早识别有读写困难的学童，为他们提供实证为本（evidence-based）的有效教学和适当的调适，并且善用信息科技，他们的读写问题一般可获改善。如果再加上老师、家长的鼓励和支持，学习障碍的孩子也可以发挥其蕴藏在障碍下的潜力。

（注：2005—2007年度香港康复计划方案检讨工作小组将特殊学习障碍也列入需要康复服务的残疾类别，使其可获得政府的资助）

自闭症光谱障碍

自闭症光谱障碍（Autism Spectrum Disorder）是因脑部发展异常而造成的一种发展障碍，其两大缺损主要为：

（1）社交沟通和互动。

（2）限制、重复性或刻板的行为、兴趣或活动。

在2013年，美国精神医学会（American Psychiatric Association，简称APA）所出版的《精神疾病诊断及统计手册》（第五版）（DSM—5），将原来包含自闭症（Autism）和亚士保加症（Asperger's Syndrome）的广泛性发展障碍（pervasive developmental disorder）改变为现时的自闭症光谱障碍（Autism Spectrum Disorder），其诊断准则更新如表2-3。

表 2-3 DSM—5 自闭症光谱障碍诊断准则

A. 在任何情境下，社交沟通及社会互动上的缺损，不考虑一般性的发展迟缓： 　　1. 在社交-情绪的互动（reciprocity）功能上有缺损 　　2. 在社会互动上，非语言沟通行为的缺损 　　3. 发展及维持人际关系的缺损
B. 局限、重复的行为、兴趣及活动： 　　1. 固执或重复性的言语、动作及使用物品 　　2. 过度坚持常规，仪式化地使用语言或非语言的行为，极度抗拒改变 　　3. 非常局限及固定的兴趣，对于兴趣极度地专注 　　4. 对于感觉刺激的输入过度反应或过度反应不足，对于环境中的感觉刺激有异常
C. 症状必须在童年早期出现（但症状可能不会完全显现，直到环境或情境中的社交要求超出其有限的能力）
D. 症状造成日常生活功能的缺损

DSM—5 以光谱的概念来反映原先以不同症状和轻重程度的自闭症类别：从光谱最左边、症状较严重的一端，至最右边、症状较轻微的一端。一般而言，典型的自闭症（在 3 岁前发现，大部分有认知和言语迟缓）存在于光谱的较左一端，而高功能的自闭症或亚士保加症（智能和语言发展正常）则多存在于光谱的较右一端。他们常见的问题可分述如下：

1. 典型自闭症（3岁前发现）的常见问题

（1）社交困难，难以察觉别人的存在、需要及感受；缺乏主动与别人分享或交往的动机及能力；难与朋辈建立社交关系。

（2）沟通困难，缺乏使用身体语言、语言理解及表达的能力，或会经常重复一些说话。

（3）兴趣较偏狭，拒绝接受改变；出现刻板或固执的行为。

（4）难以掌握事物的重点及关系，较难将以往的经验应用于不同的情况中。

（5）专注力弱，自我控制能力不足，容易发脾气，常有自我刺激或伤害的行为。

（6）自理及社区适应能力较弱。

2. 高功能自闭症的常见问题

（1）社交困难，人际关系敏感度不足、主观及较难理解别人的立场与感受，交谈时只集中讲自己有兴趣的话题，不理别人的反应，不遵守规矩。

（2）行为固执，害怕改变，较难接受新尝试。

（3）喜好特别，为求满足自己的兴趣，不计后果。

（4）沟通困难，不能有效地表达自己，容易被人误会。

（5）四肢动作协调困难。

（6）注意力不集中。

（7）思考欠灵活。

自闭症光谱障碍的成因至今仍未能完全确定，但近年临床的研究指出，基本上病因是由生理因素产生，并强调与遗传基因有莫大的关系。暂时虽然未有根治的方法，然而，通过实证为本（evidence-based）的针对性训练，如 SCERTS Model、结构化教学法（TEACCH）、DIR 地板时间、RDI 人际关系发展介入法、心智解读训练、社交故事、应用行为分析（ABA）等，可帮助自闭症光谱障碍的儿童克服因自闭症带来的障碍及困难，适应生活及学习上的要求。

（注：以上资料来源于中国残疾人联合会官方网站）

第三章 康复服务的演进

康复服务的演进和社会上的经济、文化、政治和价值观的转变有着不可分割的关系，下面主要讨论几个较重要的演进，并且会提出一些主要的概念，包括社区照顾、生活质量、正常化、赋权等。康复服务的各种演进并非由于单一概念的出现而发生，而是互相影响的结果。因此，在检视各项演进时，亦需留意各种概念的互动关系。

从医院延伸至社区

3.1.1 医院康复（院舍照顾）

医院康复，顾名思义就在医院或院舍环境中进行康复工作，特点是能够相对集中资源，为残疾人士提供有针对性的服务。从房屋结构的设计、活动设施的配备，到膳食营养、健康护理的安排等方面，基本上都考虑到了残疾人的身体特点和生活需要，从而能够很好地满足这一群体的特别需求。而且，由于院舍长期服务于同一类服务对象，因此，在服务的品质与标准、管理的规范化等方面都能获得足够的保证。具体优点包括以下各项：

（1）可以减轻家人的负担。由于有专门的服务人员照顾残疾人的日常生活，不需要家人在忙碌的工作之余再为他们操心、担忧。

（2）避免因生活习惯、照顾等问题而引发与家人的冲突。

（3）由于院舍都提供饮食、清洁等最基本的服务，因此可减少残疾人自己生活的不便，减轻做家务的压力。

（4）住在院舍的残疾人士可消除因独居或日间长期在家之孤独感，保持正常的生理、心理状态和社会交往活动。

（5）院舍可提供健康护理等专业化的服务。多数院舍会针对残疾人士的身体与健康特点提供相对贴身的健康护理方案。一些比较先进的院舍，甚至有社会工作者提供个案服务与小组服务。

无疑，院舍照顾模式中的上述优点与便利是家庭或社区照顾难以比拟的。但是，院舍照顾的模式也有其自身的限制与弱点。以下综合其弊病：

（1）从理念来看，长期以来，院舍照顾之所以成为主流服务模式，主要是受到疾病模式（Disease Model）的影响，疾病模式认为老人、儿童、残疾人、精神病人等弱势人群的个人问题，主要是由个人生理或心理不平衡所产生的,他们被社会上其他人视为"弱者"。

(2)院舍照顾容易给受照顾的人带来一些不必要的后遗症,如自我照顾能力被削减,对专业人员的依赖性增加,与家庭及社区的接触减少,自我形象下降等。

(3)由于院舍照顾的服务标准与管理规范的提出,通常是按照服务使用者的一般需要去制订,以确保专业资源和服务品质能够达到一定的水准。因此,这种统一服务难免会照顾不到残疾人的个别需要,使部分服务使用者的服务要求得不到回应。

(4)工作人员缺乏主动性,漠视受照顾者的实际需要,一切严格遵守院舍的规章制度,僵化的制度使得院舍照顾偏离了"以人为本"的理念。

由于上面提到的有关院舍照顾的负面影响,第二次世界大战后,英国等一些西方国家发动了"反院舍化运动",批判院舍服务带来的种种弊端,同时社区照顾的理念渐渐得到了广泛的认可与应用。这种转变与近些年西方国家社会福利政策的转变有密切的关系。社区照顾鼓励更多非正规服务和私有化服务的参与和发展,因此在很大程度上减轻了中央政府和地方政府在社会福利服务供给方面的责任承担和资源投入。

康复服务的演进

3.1.2 社区照顾

社区照顾是动员社区中的资源，包括残疾人及其家人和社会大众等非正规支援网络，联合正规服务所提供的支援服务与设施，让残疾人在家里或社区中得到照顾，以强化他们在社区内的生活能力，让他们过着"正常化"的生活。"正常化"是双向过程，要求一般大众也应当将需要照顾的残疾人士视为正常人，为其提供独立生活的便利，并提供合适的环境，以达到社区融合的目标，并建立一个具有关怀性的社区。

从照顾提供者的角度，可以将照顾分为：

1. 正规照顾（Formal Care）

定义：由政府、非政府组织及营利机构等专门机构和受薪人员提供的照顾服务。其特点是：

（1）受政府资助、管理和监督。

（2）需甄别服务需要，订立接受服务的资格，有明确及正式的服务提供步骤。

（3）一定程度上能控制服务品质。

2. 非正规照顾（Informal Care）

定义：是指家人、亲友或者邻居基于情感和人伦上的因素及动力而提供的无偿照顾。

特点：快捷、人性化、便宜，可动员更多社区资源，建立关怀社区。但缺点是增加社区负担，服务品质难以保证，服务参差不齐，会强化避免使用专业服务的理念，不能达到有效的资源再配置目的；成为政府削减承担责任的借口，会加重照顾者的压力等。

社区照顾的优势包括：残疾人能够独立地、有尊严地在社区中继续生活。他们不需要离开自己熟悉的社区生活环境，不需要改变自己正常的生活习惯，避免由于不熟悉陌生环境而产生心理疾病。更为重要的是，社区照顾模式将残疾人的照顾问题与需要正常化，而不是像院舍照顾中那样，将残疾人视为弱者。

社区照顾对有特别需要的人士的问题有新的阐释，残疾人士等弱势社群问题或需要的产生，实际上是由特定的社会环境所导致。因此，社区照顾模式的重点是强调改变残疾人士居住和生活的社区环境。让他们可以于其所熟悉的家庭与社区环境中，由专业人士与家人、朋友和社区成员共同提供帮助，即强调"正式与非正式的照顾互相配合"。

院舍照顾模式强调由健康医疗专家和社会工作者去判断和甄别残疾人士的需要，这固然可以发挥专业工作者的特长与优势，但明显忽略和没有充分利用家庭与社区所能发挥的照顾作用和资源。而社区照顾模式则可以很好地利用正式与非正式两种照顾资源。一方面充分发挥残疾人士所熟悉的家庭成员、邻里及社区志愿者在照顾中的主要作用，另一方面接受专业人士的指导与协助，为残疾人提供更有针对性的服务。通过两种不同照顾资源的互补与结合，达到非常有经济效益和良好照顾的效果。

综观上述，社区照顾有其优越性，不过这种模式需要在社区建设和社区服务进一步完善的基础上才能逐步实行。一方面，就社区服务而言，政府、社会需要为家人提供一些物质与经济资源的支援，为区内的朋友、邻里及志愿者等非正式的社会支援网络提供相应的照顾知识和基本技巧；另一方面，政府的资源投入及配套政策也是十分重要的。全面性的社区照顾需要不同的服务种类与设施，例如对医疗、房屋、教育、财政、交通、辅导服务等的需要，仅靠一个社区的力量很难实现，必须有政府的有关政策与资源支持作为后盾。

3.2 从肢体功能恢复至全人康复

早期的康复服务注重的是肢体功能的恢复，治疗和训练的目标是对残疾人不足之处加以改善和训练，但往往不够生活化，有时即使训练经年，亦未可让残疾人过有意义的社区生活。"全人康复模式"强调以统一理念贯通不同专业，并以一致手法处理残疾人士的身心需要。从康复的角度来看，虽然不同专业的康复重点或有区别，但其实都离不开"全人医治"和"以人为本"这两个目标。"全人"就是指残疾如何影响康复者的整个人，即除了身体之外，还有残疾人与家人和社会方面的接触等。本着全人理念，康复的方向也自然需要跨团队合作。除了医生外，还需有不同专业人士的参与，如社会工作、护理、专职医疗甚至是社康服务提供者，当然还有不可缺少的心灵关顾服务。而康复的过程则包括帮助康复者克服所面对的障碍，引领他迈向功能上的进步，并克服因伤残所带来的心理和生理障碍。

"全人康复模式"通过建立贯通式团队、结构性环境以及整合式训练来实施。目的是以日常生活为出发点促进康复者提升学习动机，从而提升其自助及与外界交往的能力。如在提供医疗和护理服务时，不单只注意当前的疾病和残疾，亦要留意病人其他方面的需要，如心理的辅导、家庭问题的影响、工作压力的处理、医疗教育——戒烟及其他如经济能力等。教育界、社会工作者也常常用此词来形容他们全方位的服务。在实践"全人康复模式"方面，有两个概念是息息相关的，即生活质

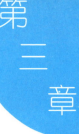

康复服务的演进

量和复元概念。

3.2.1 生活质量

史家乐（Schalock，1996）就生活质量所提出的8个范畴的整全概念架构，常被应用于就残疾人的各项需要，订定不同生活范畴的目标上。在价值取向上，注重残疾人的全面需要，以提升他们的生活质量为重要考量。生活质量不单着眼于技巧训练，而是残疾人对自己生活质量和生活方式的主观要求。生活质量的8个范畴分别如下：

1. 情感、心理状况（Emotional Well-Being）

指标：安全感、快乐、生活体验、有信仰、少压力及健康的个人形象。

2. 人际关系（Interpersonal Relations）

指标：与家人及朋友有亲密关系，得到家人及朋友的关怀及支持。

3. 物质状况（Material Well-Being）

指标：与家人及朋友有亲密关系，得到家人及朋友的关怀及支持。

4. 个人发展（Personal Development）

指标：教育及进修机会、技能训练、潜能发挥、富有意义的活动。

5. 身体状况（Physical Well-Being）

指标：健康身体、均衡营养、适当活动量、丰富的闲暇及康乐活动。

6. 自决（Self-determination）

指标：自主、有选择及决定权、个人掌握、个人目标及价值。

7. 社会包容（Social Inclusion）

指标：被接纳、与社会人士融合、支持网络、社会角色、一般及融合的环境、参与社区活动及义务工作。

8. 权利（Rights）

指标：私隐、使用社区设施的权利、公民权利及责任。

依照对生活质量概念的分析，在为残疾人制订个别康复计划时，应在考虑上述各方面因素的前提下，为残疾人度身订制合适的康复计划。因为每个康复者的情况和意愿都不同，严格来说每个康复计划都是独一无二的，而且只有计划具体和仔细，才能帮助残疾人。残疾人士积极参与是最重要的，所以咨询他们的意见，是康复成功的要素。

例如在为自闭症人士订立个别康复计划时，除了按

康复服务的演进

他们的需要来训练他们在语言发展和社交沟通方面的能力以外，还应同时考虑这个训练目标对提升他们生活质量有什么帮助。他们可否把这些能力应用在日常生活上，如和家人或朋辈之沟通和相处上，反过来我们也应考虑他们在日常生活上有什么可以提升他们生活质量的相关技能需要训练。近年自闭症人士的康复很注重社区适应性训练，目标就是要让他们可以自由地享受社区生活，提升他们的生活质量，比如训练他们到餐厅进餐，到电影院看电影，到超级市场、百货公司购物，到理发厅理发等。由于自闭症人士的特性，他们在陌生的环境里很容易感到焦虑，加上表达困难，所以他们很多时候会以发脾气的方法表达，令家人不敢带他们外出，由此令他们生活质量下降。因此，在为他们制订个人康复计划时，协助他们适应社区便是一个既切合他们生活需要也配合他们特殊需要的训练目标。

　　当然，无障碍环境对于提升残疾人士的生活质量也有很大作用，比如在通道加设斜坡，为视力损伤人士加导引地板等，都可鼓励残疾人士外出并与社区和朋友保持联系。而之前提到社区里适合和足够的支援服务，也可让残疾人留在社区中生活而不用入院。

3.2.2 复元概念

"复元"（Recovery）二字不等同于"复原"，并不只是返回过去，而是有"恢复元气，从头开始"的意思，追求的是成长、转化和希望。

> 复元：是一个包容、尊重及减少患病对康复者产生不良影响的过程，协助康复者发现及建立自己的才能及兴趣，让康复者可以建立一个精神病患者以外的身份及生活。
>
> Davidson et al., 2009

传统的康复观注重追求病征的消除和恢复患病前的状态，但康复者及家人仍然会受困于病患的影响，跳不出患上致残性疾病就是没有希望的思想框框。"复元"是一个崭新的康复概念，目的是促进康复者的全人健康，倡议致残性疾病只是康复者生命的一部分，而非生命的全部。跟你我一样，康复者会是别人的子女、兄弟姐妹、父母、丈夫或妻子、同事或朋友，在家庭里、社会上扮演着不同的角色并承担着各自的责任。"复元"注重让康复者重拾社会角色，建立和发挥个人的能力及

康复服务的演进

各种优势，从而赋予康复者新的生命意义、目标和希望。

1. "复元"的起源

"复元"注重康复者在康复的过程中学习如何克服疾病所带来的障碍，活出一个有尊严和有意义的人生。最初，复元的概念由戒毒者自助组织所提出，在紧接着的20世纪70年代的"康复者运动"中，精神病康复者互助组织亦开始使用复元理念。近年来，经过不断修改与阐释，复元概念不单盛行于自助组织，而且更被应用在正式精神康复服务以及成瘾服务系统里，成为不少国家（包括美国、英国、澳大利亚以及新西兰等）政策及服务的最重要理念。香港现时正处于起步阶段，一些服务机构以及医院正在试行将复元理念应用于精神康复服务领域。

2. 什么是"复元"

我们将 Recovery 翻译为"复元"，是因为"复元"一词除了"恢复原状"之外，更有"恢复元气，从头开始"的意思，而"元"字亦含有"一元复始，万象更新"的意思。"复元"强调"元气"的概念，指的是过程中萌生与生命力的再现，带来正面的结果。"复元"不只衡量康复者是否回复原来的状况（复原），更注重的是个人的经历与成长。复元是一个独特而个人化的康复过程，可以让康复者重新认识自己、建立正面自我形象及重建有意义的生活。"复元为本"的服务重视康复者对患病起伏过程的了解,并强调康复者自身的责任及其参与对复元的重要性。康复者是复元历程的中心,在医疗团队、家人、朋辈及公众的尊重和支持下,他们将在康复过程中重新认识自己,不视疾病为生活的唯一,而且拥有继续享有全面发展的机会,并且有权自主选择自己的生活目标,重新建立新的自我及人生意义(图3–1)。

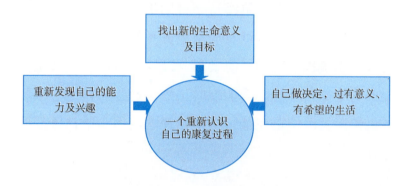

图3–1 复元模式的内涵

3. 传统模式与复元模式的异同

传统的医学模式及康复模式较注重于减退病征、药物治疗以及日常行为技能。而现时我们推行的"复元为本"的服务模式则重视康复者的个人经验、目标及长处,从而促进康复者重新定义一个多方面的自我身份,克服精神病所带来的限制以及污名,以重新建立生命的意义(图3–2)。

康复服务的演进

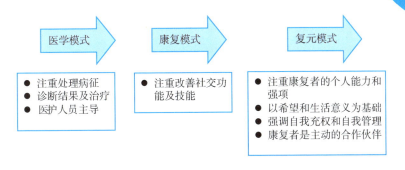

图 3-2　三种不同康复模式内涵的差异

有鉴于此,在实际的康复服务活动中,传统模式及复元模式分别显现出不同的工作路向(表 3-1)。

表 3-1　医学模式与复元模式工作路向的异同

医学模式	复元模式
叙述病征	理解个人情况
专注于疾病,以疾病为基础	专注于个人,以能力为基础
以减轻病征为首要目标	以希望及梦想为首要目标
鼓励被动及跟从	尊重康复者的意愿,促进自主

4. 实践复元模式——复元的十一个元素

"复元"一词更接近我们提倡的精神,凸显康复者自我接纳及成长的过程。本土化的复元概念包括十一个元素:自主自决与选择、个人化、责任、康复者参与、家人参与、朋辈支援、重视个人优势、尊重与反污名、整全性、起伏中成长以及希望（图3-3）。

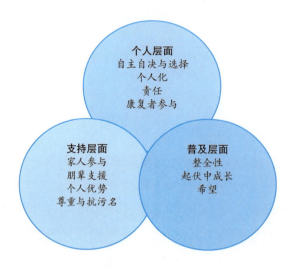

图3-3　复元的三个层面及十一个元素

除了一些以"复元为本"的小组和个案工作手法外，其实在日常的运作中，服务提供者也可以应用不同的复元元素于服务中，包括日常运作、活动推行和个案工作，务求令复元概念能够渗入康复者的日常生活，达至复元目标。以下是各元素的简介。

1. 个人层面

（1）自主自决与选择。康复者是自己生命的主角，他们有权决定自己的复元路向，选择合适的服务及支援网络，并有责任承担所选择的结果。在复元的过程中加入此元素，能促进康复者的自主和独立能力，有利于资源的掌握和运用，有助于康复者肯定自己生命的意义。只要康复者的选择符合"安全原则"，即有关决定不会对自己、他人及物件造成无法弥补的伤害，康复者都可提出意见，并与社工或相关人士一起做决定。

（2）个人化。复元是个人化的生命旅程，每个人的经验都是独特的，而所需要的亦各有不同。康复者的复元计划和所需要的服务是多元化和切合个别需要的。因此，社工在与康复者设定计划时，要考虑和配合每个人的强项、需要、喜好、文化背景及个人经验。

（3）个人责任。康复者有责任照顾自己及参与自己的复元过程。在衡量事情的利弊后，他们为自己做出决定，并愿意为所做的决定承担风险。社工应鼓励康复者通过承担个人责任来提升动力，从错误中学习。康复者、社工、家人是一个团队，各有责任推动复元过程。

（4）康复者参与。康复者是复元历程的中心，参与自己的复元过程是非常重要的。"没有我们的参与，便不应该为我们作出决定。"（Nothing about us without us）这是国外有关复元概念所倡导的理念。康复者有权参与各种影响自己生活的决定，并且应该积极地表达自己的需求和意愿，而不应单方面听从别人的指示。例如：机构可设立会员大会或舍友大会，让康复者就服务提出意见，参与制订运作安排，从每日的饭菜至培训内容的安排皆可让其参与表达意见，从而提高康复者的积极性及投入度。起初，社工可能会面对康复者不发一言或康复者间因意见不同而产生的摩擦，但经互相鼓励、理解及体谅后，康复者将会习惯一起讨论及表达意见。

2. 支援层面

（1）家人参与。复元理念注重家人的参与，家人的了解、接纳和生活上各方面的支持对康复者的复元过程甚为重要。康复者、家人与社工需经常保持沟通，一起讨论和订立复元目标和计划。尽管在制订复元计划时，应重视家人的意见和参与，但家人参与并非等同家人主导，复元计划最终应以康复者的意愿作为大前提。这一点需要社工特别留心并小心处理。

（2）朋辈支援。每位康复者都是有复元经验的人，康复者之间互相分享个人的复元经验，可支持其他康复者，让康复者以朋辈的成功经验作为榜样。例如，招募多位有相同经验的会员，成立互助小组，初期由社工协助定期举行康复者聚会，让会员建立相互支援网络。社工应逐步退出小组主导的角色，并鼓励小组成员互相支持及关怀。朋辈的互相支持和凝聚力会增强他们的信心并提升对复元过程的希望。

（3）个人优势。复元不只着眼于精神健康问题及困难，而是重视促进康复者认识、发掘和建立个人优势。

康复服务的演进

重视及发掘个人优势在复元过程中尤为重要，此元素与康复者重拾自信，促进康复者以新角色重新开展生活，同时欣赏个人价值高度关联。读者可从前一章节了解更多相关资料。

（4）尊重与抗污名。意即在让康复者尊重自己作为有价值的人，并接纳自己有精神上的困扰的前提下，明白自己是社会上有用的成员，不应因外间的污名——负面标签与歧视而轻视自己。社工的角色在于协助康复者接纳自己，并推行公众教育，保护康复者应有的权利。例如：社工可举行不同的共融活动，鼓励社区人士及康复者一起参与。活动内容可以由康复者决定和带领，让公众人士明白及了解康复者的想法并欣赏他们的能力。

3. 普及层面

（1）整全性。复元强调整全的生活，精神病只是生命的一部分，而不是生命的全部。复元涵盖不同范畴的生活，注重身、心、灵和社会各个范畴的参与，而且各范畴息息相关、互相影响（图3-4）。除精神健康之外，生活还有其他重要的部分能使生命更丰盛、更美丽。社工应从多角度分析及理解个案的需要及优势，引导个案从不同方面发挥潜能，投入精彩的人生。

（2）起伏中成长。复元并非一帆风顺的，它是一个有起伏的过程，亦是一个成长的历程。每个人的复元过

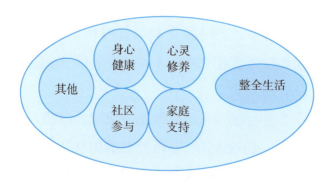

图3-4 复元过程的整全性

程都是不一样的,独特的,而且在复元过程中,康复者会遇到挫折或经历复发,重要的是从经验中学习,明白及相信将来会有成长的机会。社工的角色在于鼓励、支持以及促进康复者在起伏中成长。

(3)希望。希望是对未来的盼望,也是复元过程的推动力,能够启动整个过程。无论康复者、家人和社工都应对复元心存希望,不受精神状况稳定性的影响。朋友、家人和社工的支持,能增加康复者对生活的希望和动力,促进康复者克服所面对的障碍和困难。社工的角色是提醒康复者人生就是有得有失的,只要用心经营,每个人都可以过有意义的人生。

康复服务的演进

3.3 从个体适应至倡议政策改变

20世纪八九十年代，康复服务的主要推行模式是个人模式（Individual Model），康复的重点是恢复和改善个人能力不足之处，让残疾人士通过康复治疗和训练重新适应社会。在强调个人不足和技能提升的前提下，治疗的取向过分集中于个别训练和行为处理，其结果是过分操练，进而使得残疾人的生活变成了只有治疗，从而亦间接地忽略了环境因素对他们在社区中生活的适应性的影响，因此而有了社会模式（Social Model）的提出。这个模式的理念认为，问题源起于社会障碍，例如歧视、不友善的社区设备和不公平等。而单纯要求残疾人提升他们适应社会的能力，只是把问题归咎于他们本身的不足。有鉴于此，政府有责任在设施和法律上保障他们的权益，并改善周围的环境。

3.3.1 "正常化"的概念

在康复服务的发展历史上，一个最重要的改变就是，把残疾人康复的责任由个人单独承担转移到政府也有责任去协助上。其中引起这种转变的一个比较重要的概念是"正常化"（Normalization）。"正常化"这个概念源自胡费史宾加（Wolfensberger，W.）。他的"正常化"定义是："正常化"是指"尽量运用文化中最常见的途径，以尽量达至及/或维持文化中最常态性的个人行为特质"（O'Brien，John，1981）。

由上面定义可见，一个人的行为是否被界定为"正常化"，最主要是采用文化的标准。由此可见，不同的文化可能会有不同的"正常"准则。此外，这个定义亦提供了一个方向，那就是"正常化"的目标及途径的内容，从定义中可见，"正常化"的目标是"常态性"的个体行为及特质，而"常规性"的途径就是达至"正常化"的方法。

根据这个定义，康复工作人员在制定服务准则时，便需重点关注计划能否利用常规的手法去协助残疾人士呈现常态的行为和特质。

基于身体、智力或精神健康的不足，加上客观环境，会引致残疾人与同年龄的一般社会大众有所差别。例如我们都认为一个成年人应有独立工作及自我照顾的能力，但一位患有精神疾病的成年人，由于病患的影响，他们会失去工作能力，甚或因病征的缘故而引致一些令人看起来怪异的行为。对于严重智力残疾者，他们可能连日常生活中进食、梳洗等工作也不能独立自行完成，而是需要别人的协助，更不用说具有就业的能力了。因此，要推行"正常化"并不是要求残疾人要在行为表现上与一般人一样，而是尽量减轻残疾人士因显现出各种有异于平常人的生活方式和个人行为表现，而让他们学习社会上最普遍被接纳的行为和生活方式。在实践方面，可以从外表上让他们的衣着打扮贴近同龄人士；在日常生活上，应尽可能让他们学习和掌握日常生活技能，例如进食、梳洗、穿衣等；在与人相处方面，应让其学习社交技能；在工作技能上，应争取公开的就业机会。所谓"常态化"生活，并非指最理想的生活，而是最接近社会大众的生活方式。

根据 John O'Brien 的建议，"正常化"的行为和生活方式应在下列各方面接近正常水平：

（1）个人的社交能力。

（2）个人的仪容和外表。

（3）所呈现的公众形象。

（4）享有之生活质量及生活上之各项选择权利，例如生活安排、教育机会、闲暇生活等。

不过要达至上面之常态化生活及行为特质，并非单靠残疾人士本身的力量可以实现。相反，康复工作者在制订服务计划时，应同时考虑达至这个目标之途径。所谓"常规性"的途径是指一般人也会运用的途径，例如一般人都会使用公共交通工具代步，因而即使是残疾人，例如肢体残疾或视力损伤人士，他们也应尽可能地和一般人一样，使用公共交通工具。但实行起来，便要在公共交通工具上加设特别设施，例如在客运车上装置升降台或斜板，在车厢内设立轮椅位置，在车上安装广播报站系统以方便视力损伤人士。在教育方面，亦应推行融合教育，令有特别需要的人士可享有在主流学校学习的机会。此外，加强社区支援服务，让残疾人与一般人一样，可与家人一起生活，减少住院之可能性。事实上，住院照顾不单令残疾人不能享有一般人的家庭生活，而且也令他们和社区隔绝进而令他们失去学习正常生活行为和举止的机会。

3.3.2 对"正常化"概念的质疑

"正常化"这个概念，也引起了一些疑问，John O'Brien 将其总结为以下三点：

1. "正常化"是把残疾人变得"正常"吗

一些反对意见认为，残疾人本身就因各种残疾而和一般人有所差别，硬要把他们改造成正常人，既不可能也忽略了他们本身的独特性。John O'Brien 指出，其实这种论点有一个错误的假设，即认为残疾人独特的外表

康复服务的演进

和行为是不可有效消灭的,他们认为所谓"正常化"就是要把残疾人的"残疾"彻底改变过来。

事实上,现代的教育及训练方向已表明,通过个别教育目标及手法,可大大提升残疾人的能力。同时"正常化"所强调的并非"正常化"的能力,而是尽可能让残疾人享有"正常化"的生活。残疾人的生活环境,不是单靠他们个人的努力便可以创造的,而是必须依靠政府的决策者、服务提供者。例如无障碍设施,友善的共融环境,乃至康复工作者对残疾人的态度,对残疾人士的康复都具有影响力。例如从对他们的称谓,到提供服务时为其提供选择机会等。

2. 是帮了残疾人还是忽略了他们的特别需要

"正常化"原则主张使用"常规化"的途径,是否等于忽略了残疾人的独特需要,从而令他们享用不到独特的设施及照顾呢?其实只要我们细心地去理解"正常化"的概念,便可以明白"正常化"途径的精神实质并不是否定残疾人士需要协助的事实。相反,"正常化"原则乃是要求决策者、康复工作者应该考虑给予何种协助以令残疾人士可以享用"常规化"途径。例如交通工具的车厢里的一些文字或图案标识,可以帮助听力损伤人士在使用公共交通工具时明白路线及行车状况。而对视力损伤人士来说,广播系统和环境之触感标识,对他们来说便十分重要。此外，对轮椅使用者，无障碍通道和车厢内设置轮椅席可以令他们自由地使用公共交通工具。从上面的例子可以看到，虽然对残疾人来说，他们可能需要使用特别设施才可使用公共交通工具，这与一般乘客有所不同，但就最终目标来看，他们和一般人一样共同使用同一交通工具，而非使用特殊的交通工具。所以，在使用"常规化"途径时，不算是忽略残疾人士的特别需要，反而是因应他们的特殊需要而设计"常规化"的途径，让他们也尽量地使用。

3. 鼓励残疾人使用"常规化"途径，不是等于把他们呈现在社会大众眼前而加大他们被排斥的机会吗

其实将残疾人从社会大众中分隔出来并不会减少他们被排斥或被歧视的机会，导致社会大众对残疾人偏见的根本原因，是对残疾人真实情况的不理解和不了解，他们对残疾人的印象可能是来自间接的信息，如大众传媒上一些夸大的报道或者不全面的信息，很多时候一般社会大众不知道应如何与残疾人沟通和相处，并非是一种厌恶的感觉。很多社会心理学家都指出过，消除歧视最好的方法是直接接触，只有让残疾人直接接触社会大众才可能让社会大众全面地认识残疾人的本来面目。事实上对于一个智力残疾者而言，他除了在学习上比一般人慢一些以外，他的其余部分与一般人都是一样的。同样的，一个肢体伤残的人，除了肢体上之缺损外，他仍像所有人一样拥有能力特质。而作为康复工作者，除了鼓励一般社会大众正确认识残疾人士，消除他们不必要的偏见外，为残疾人发掘潜在能力以让社会大众忽略他们弱的一面，欣赏他们强的一面，正是其职责所在。

3.3.3 实践"正常化"的优先次序

"正常化"原则包括了"常规化"途径和"常态化"目标，但就实践而言，这二者究竟哪一个较重要，却只能因应残疾人的能力及特殊需要而定。李楚翘（1991）提出的表3-2中的方法可以帮助我们决定实践"正常化"的途径与目标的优先次序。

表3-2 "常规化"途径与"常态化"目标的优先性

途径 \ 优先次序 目标	常态性	非常态性
常规性	（一）	（三）
非常规性	（二）	（四）

如上表所示，康复工作者应以"常规性"途径来达至"常态性"目标为首位，例如上面提过的社区照顾或非院舍化行动，正是为了把残疾人像一般人一样留在社

区中生活,为他们提供一些正规或非正规的社区照顾支援,但有时因残疾人的需要或家庭不能配合,比如家长已年老或没有其他家人可协助残疾人留在家中生活,此时康复工作者要做的不是立即把他们送到院舍去,而是应该采用第二个次序,即仍以留在社区生活这个"常态化"目标为方向,采用一些"非常规性"的途径,例如让残疾人仍然留在社区中生活,以接近家庭照顾方式的小型家舍为残疾人士提供24小时照顾。同样的情况,如果面对的是一位需要较多医疗照顾的残疾人,而社区中的小型院舍的设施确实无法提供7天24小时的支援,那就需要把这位残疾人送到院舍去照顾,虽然院舍生活并非常态化目标,但仍需尽可能使用常规性途径,例如安排回家小住,或定期检讨残疾人的状况,以确定是否可提升至表3-2中的(一)或(二)之安排。建设院舍时,也应尽可能考虑把院舍建设在社区中,并尽量安排在院舍住宿之残疾人享用社区设施,与社区人士有互动的机会。最后是表3-2中的(四)的选项,即用"非常规性"的途径去达至"非常态化"之目标。其实这种安排与"正常化"原则是完全背道而驰的。但事实上,现时很多康复服务机构采用的就是这种模式,假如这是不可替代的选择,那么康复工作者应该在服务流程中尽可能地加入"常态性"目标及"常规性"途径之元素,

康复服务的演进

例如让一个成年人保持独立生活或有秩序工作的习惯。因此，即使一个严重智力残疾人不能正常就业，我们也应在日间中心为其提供适当的工作及训练，以增强他们的自理能力。又例如即使有些残疾人因为残疾程度较严重，需要院舍照顾，我们也应尽可能将院舍建设于社区中，以让院友享用社区里的设施，如食肆、公园等，让他们有机会和社区人士互动。

3.3.4 推行"正常化"的原则

"正常化"不仅是一个概念，也是康复工作的一个重要的价值观，在推行方面，其实可以贯穿由宏观的康复政策的制定至微观的个别康复服务计划实施的全部流程。李楚翘（1991）认为"正常化"可分成三个层次去推行，如图3-5所示。

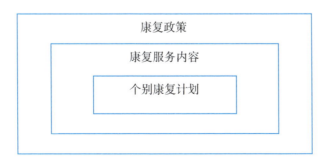

图3-5 "正常化"原则实施的三个层次

1. 康复政策

康复政策包括的范围较广泛，涉及房屋、教育、就业、医疗、公共交通、社区设施等各方面，要把"正常化"原则应用于广泛范围的政策制定活动中，乃是指，有关政策的制定，应以协助残疾人如一般社会大众一样可以在社区中正常生活及培养他们正常表现为目标。

2. 康复服务内容

康复服务内容是指如何把"正常化"贯彻到服务内容的设计之中，例如在教育方面，香港自2000年起便开始推行融合教育，目的是让部分残疾学生可以在主流学校接受教育。为实施这个教育政策，教育局及学校在校舍设计、课程内容、教职员工安排、编制等方面都做出了适当的调整，以便让有特殊需要的学生在主流课程之外得到额外资源及支援，便于他们在主流学校接受教育。

3. 个别康复计划

个别康复计划是指针对每一位残疾人的个别工作计划，应以尽量训练其能力及设计适当的辅助为目标，以便让他们享用"常规性"的途径来达至"常态化"的行为表现。

从上述概念来看，"正常化"的一个重要价值观是"人为先、残疾其次"（people first and disabled second）。

康复服务的演进

而残疾人的康复目标,乃是改革其生活模式及改善其日常的生活条件,以尽可能地使其接近并融入社会正常的生活环境和方式。但达致"正常化"效果的重要元素并不是残疾人本身,而是政府及康复工作者在制定政策或设计服务内容和个别康复计划时,是否匹配了残疾人士"正常化"生活的需要。使他们过上正常的和受尊重的生活,而不是凭空地依赖残疾人靠自己的努力去改变成为正常人,是这一个价值观的本质内涵。

3.4 从依赖专业至用者/残疾人积极参与

正如上文所论,早期的康复服务注重于照顾残疾人,故此在工作手法上较多采用保护和隔离的政策。这种康复服务以医疗模式为主导,残疾人的角色是被动的,从评估到服务计划的制订都主要是依赖专业人士的知识及技能。但随着社会的发展和对人权的尊重以及对"以人为本"和"正常化"等原则的倡导,尤其"优势视角理论"的出现,催化了对残疾人身份、角色和参与程度的改变,残疾人的身份由依赖专业改变至服务使用者的积极参与,其中"充权"(Empowerment)这个概念的实践影响力至为重要。

"优势视角理论"（Strength Perspective）为社会工作实践提供了一种全新的思维模式。"优势视角理论"强调以正面、积极、优势的视角去看待服务对象及其处境，挖掘潜藏在他们及环境中的资源和能力。其核心理念为，相信无论个人、家庭、群体以至社区，均有内在资源和能力，在面对挑战和机遇时做出积极应对及正向改变。在康复服务上，这一理论强调社会工作者在与残疾人同行时，应着重引导其发掘、利用、建立及强化已有的优点、能力以至环境资源，以其过程来解决问题，而非聚焦在其残缺及不足上。社会工作者应立足于发现、寻求、探索和协助残疾人用自身的优势和资源，并鼓励他们尝试，挑战自己的极限，协助他们达到自己的目标，实现梦想，以面对他们生命中的挫折和不幸，学习欣赏个人价值。

以"优势视角理论"来分析服务对象的优点及能力后，社工需通过"充权"的方法，激发残疾人士优势意识的觉醒，提升他们的能力及生命的尊严，进一步改善现在不公平的结构及环境，以争取合理的生存空间。

有关"充权"的定义，Solomon（1976）提出了一个较经典的界定，他指出，"充权"是社会工作的一项专业活动，注重过程，目的是协助社会上的一些弱势社

康复服务的演进

群——他们由于经济能力、社会阶层、年龄、性别、种族等原因，较一般社会大众为低或弱，而同时他们又缺乏权力去改变自己的处境，而"充权"正是协助他们加强能力感，以促使他们在遭遇到不公平待遇时采取抗议行动，从而降低其自身的无力感的有效手段。加强能力、掌握权力，从而令他们自己从不利的处境中改变过来的过程，便是"充权"行为的本质。

在应用于残疾人身上时，"充权"工作的重点乃是通过发掘残疾人士自身那种无权的状况或无力感是基于什么原因而形成，从而对症下药协助他们消除这些障碍。从"充权"角度来看，残疾人所面对的问题，不应被归因于内化个人缺陷与不足上，而是应将焦点放在服务上，看其目标是否能提升残疾人的生活空间与机会，改变不利他们发挥自己能力的环境。为此，服务提供者要尊重残疾人自决及自我实现，并让个人充分参与计划的订定。除了残疾人外，他们的家人和照顾者也应被包括在"充权"的过程中。Rees（2000）提出，"充权"的过程可分为如下三个阶段：

1. 教育和意识

在这个阶段中，社工主要要帮助残疾人、他们的家人和照顾者表达他们所关注的事情。以一个日间训练中心为例，他们会关注每日的训练内容、成效和趣味性，或是中心内的膳食安排、家人的角色等。如果他们不习惯或是觉得难以表达，社工便要培养他们关注事项的兴趣，并提供相关的培训、教育等，例如康复工作的知识、策略、个人的权利、机构的工作等，让他们除掌握所需的知识外，也增加他们的信心。当他们有了一定的基础和兴趣后，才和他们谈论他们关心的事项。

2. 对话沟通和团结一致

当每一个个体都有能力和兴趣去讨论关注的事项时，社会工作者便要将他们组织起来，让他们互相沟通，通过沟通和对话，使他们慢慢认识到他们彼此之间有一些共同的关注和类似的经验。随着团体感觉渐渐形成，这种有助于增强他们信心的团结便建立了。现在我们再以日间训练中心为例，安排残疾人、照顾者就他们关注的事项展开讨论并和工作员交流，就是这一方式的具体体现。

3. 采取行动和改变身份

这个阶段主要是让残疾人士和照顾者将他们所提出的关注转化成意见及行动，从而使残疾人从消极依赖状态，转变为主动行动状态。对于残疾人而言，这是一次最具意义的改变。这是因为在他们就其所关注的事项提出意见之后，他们不仅提升了自信心，而且还改变了对自己身份的看法。在"充权"阶段，他们甚至被提升到了参与政策制订的高度。不仅是小到一个具体个案的训练计划的决定者,不再是专业人士而是当事人,即便是人民政府康复服务政策的制定,也是由不同咨询组织机构收集残疾人和照顾者的意见后完成的。此外,残疾人除了被动地按政府的邀请表达意见外,还可通过成立自助组织,以集体力量主动地为自己争取更多社会关注和公共资源,扮演康复服务政策倡导者的角色。

要有效实践"充权"为本的工作,工作者除了需要不断自我反思之外,还要促使残疾人和照顾者自我反思,一起挑战社会的传统观念并确立新的观念,使其成为新的主导观念。进而创造有利的环境以令残疾人可以真正有尊严地生活并享有公民权利。

3.5 从慈善救济至权利为本

和福利服务的发展一样,康复服务也起源于慈善救济。早期的康复服务主要是凭着博爱或慈善精神而开展起来的,视残疾人康复服务为一种施舍和恩赐,是慈善救济的本质,其思想基础是人道主义精神。而以院舍为主,主要收容那些被家人遗弃以致流离失所的残疾人,为他们提供三餐一宿的基本生活保障,是慈善救济的服务方式和内涵。后来慢慢关注到残疾人的各种需要，如康复治疗，但早期的康复概念是把残疾看成一种疾病，因此康复工作也偏重医疗方面。由此可见，社会福利观念始于人类早年的慈善思想和人道主义、宗教的慈悲和执政者的怜悯。然而，随着社会变迁步伐的加剧，康复服务观念也发生了很大的改变。正如上文所提及，过去十多年来，随着人道、人权主义运动的兴起，社会普遍倡议平等，加上信息科技的急速发展，人们的生活质量及对生活的要求也大大提升。"反院舍化运动""全人康复""正常化原则""充权"等概念，已经成为了康复服务发展新的诉求。到20世纪90年代，康复服务已不再是慈善和救济的结果，而是被视为国民应得的基本权利和社会发展所应遵循的理念和原则。

3.5.1 "慈善"和"救济"

在中国，慈善事业最早可追溯到西周时期的民本主义思想，后发展至春秋战国时期的儒家仁义学说。佛教传入中国后，中国慈善思想融合了佛教的慈悲观念和因果报应说；后又融合了民间善书所反映的道教思想。慈善行为完全出于怜悯心、同情心和慈悲心，不带任何功利目的。在欧洲，早期对残疾人的救助基本上由慈善团

第三章 康复服务的演进

体和教会承担，政府的参与可以说是少之又少。

在人类历史的早期，残疾人的残疾通常被视为一种不幸，或是家庭照顾不当的后果，慈善救济工作乃是出于一份善心，这不仅无法要求行善者持久，而且对残疾人的照顾范围也只限于行善者本身的选择及权利，作为受助者的残疾人无权利可言，服务提供者与残疾人之间处于不对等地位。

3.5.2 "责任"与"人权"

近代的社会福利观点认为，人人皆有生存与工作的权利，即使残疾人也不例外，他们享有与健全人士同样的权利。因此，对残疾人之服务，对国家来说是责任，是保障每个人尊严与生活的立场下所应履行的义务，而个人的捐助与善行，仅是尽社会一分子的责任而已。总的来说，慈善事业的工作目标主要是为社会上少数的不幸者提供最基本的救助，以补救性为主，而现在的社会福利则出于责任，其工作目标不但要照顾残疾人的基本生活，还要进一步促进其身心与潜能的充分发展。其工作对象不只限于残疾人，也包括社会的一般人士，其目标是提升他们对残疾人的认识和接纳能力，以共同建立一个伤健共融的社会。

港英当局在1995年通过了《残疾歧视条例》，并于1996年成立了平等机会委员会（以下简称"平机会"）执行上述条例。"平机会"是一个独立的法定机构，负责执行《性别歧视条例》、《残疾歧视条例》、《家庭岗位歧视条例》及《种族歧视条例》。"平机会"致力消除基于性别、婚姻状况、怀孕、残疾、家庭岗位及种族而产生的歧视。根据《残疾歧视条例》，任何人如公开中伤残疾人，或在指明的活动范畴内基于某人的残疾而对该人做出歧视或骚扰行为，即属违法。通过立法使残疾人平等参与的权利得到保障，也是社会认同残疾人享有平等权利这个价值观的体现。

《联合国残疾人权利公约》自2008年8月31日起，在中华人民共和国生效（包括香港特别行政区）。《公约》的宗旨是促进、保护和确保所有残疾人能充分和平等地享有一切人权和基本自由，并促进对残疾人士固有尊严的尊重。残疾人是肢体、精神、智力或感官有长期损伤的人，这些损伤与各种障碍相互作用，可能阻碍残疾人在与他人平等的基础上充分和切实地参与社会。政府有责任履行《公约》的内容，通过一连串的公众教育和推广活动，鼓励社会各界与政府共同实践《公约》，合力创造一个无障碍的社会，让残疾人能平等地追求自己的生活，不受歧视，充分融入社区。

康复服务的演进

随着这种观念的转变，康复服务无论在质与量方面都有了很大的演进。其中与残疾人士有较为直接关系的是服务逐渐走向专业化，并注重服务的品质。这种改变主要是由于以往慈善救济工作的基本观念是，基于对个人自愿施予与义务服务的尊重，普遍认为对这些善心者或自愿者的服务质量不必过于苛求。然而，随着服务提供者的角色由慈善团体转移至政府，服务提供者由善心者转移至专业人士，政府为了确保服务功效，以实践社会福利的目标，对专业知识、方法和技术的要求都有所提高，对服务模式及质量标准也提出了规范化的要求。

此外，在制定残疾人的康复服务政策方面，也不再局限于福利服务，而是拓宽至残疾人在生活上有机会接触的每一个范畴，包括住房、教育、交通、医疗等，强调由特区政府协调各部门之合作。

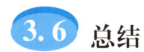 总结

康复服务已有很长远的历史，无论是西方社会或是华人社会，其发展的历程都是大同小异的，皆由小规模的慈善事业发展至由政府大规模地制定有关的政策并承担大部分的开支。以香港为例，特区政府投放在康复服

务方面的整体经常性开支，已由2007—2008年度的166亿港元增至2016—2017年度的301亿港元，增幅达81%，与残疾人士有关的服务类别亦五花八门。虽然政府在扩展服务上投放了大量资源，但从上文的讨论可见，推动康复服务演进的是平等、人权、正常化及社区融入这些价值观。因此，在策划服务的扩展时，除了资源的投入外，更重要的是重新审视康复工作的核心价值是否得到了落实。

第四章

康复社会工作

4.1 康复社会工作的定义、信念和价值观

4.1.1 康复社会工作定义

从广义角度来说，康复社会工作不同于一般残疾人服务，指的是社会工作者运用社会工作的专业手法，以残疾人为康复者，协调社区内不同的资源，帮助他们克服自身缺陷，提升他们的能力，使他们能平等地参与社会生活及分享社会发展成果，从而达至与社会共融目的的活动（王思斌，1999）。因此，康复社会工作可包含但不限于以下四个重要构件：

（1）社会工作者。

（2）残疾人。

（3）社会工作的手段。

（4）具体服务内容，包含康复、教育、就业、心理援助、社会关怀等。

从分工的角度而言，康复社会工作主要是指那些在康复机构（或其他专门服务于残疾人的机构）中，担任各级各类专职社会工作的从业人员所做的事。这些工作

人员包括直接提供社工服务的人员（例如特殊学校的社工），负责专业督导及协调工作的基层或中层管理人员以及参与康复政策制订和服务规划的机构主管人员等（江绍康，1999）。不同类别的康复服务以及社会工作者于其中担当的角色，在余下的章节会有更详细的介绍。

4.1.2 康复社会工作基本理念及原则

作为一门专业，社会工作者的专业能力以价值、知识、技巧作为三大基石（O'Hagan，1996）。社会工作专业活动乃立基于"价值"之上，借由"知识"进行批判分析，再不断反省所提供之介入服务"技巧"。

1. 康复社会工作基本理念

与其他专业的工作实践一样，康复社会工作的实践也是从某些哲学原则与价值信念发展而来的。由于康复社会工作是社会工作的一个领域，所以一般社会工作的理念及原则均影响着康复社会工作的实务。但由于残疾人有特别的需要和关注，因此康复社会工作有其自身的理念及原则。要成为一个成功的康复工作员，必须审视及清楚认识自己对康复服务所持的价值观念并且将之作为从事康复社会工作行动的指南。

1982年联合国大会第三十七届会议上通过了《关于

残疾人的世界行动纲领》，其宗旨是推行有关残疾预防和康复的有效措施，促进实现以下目标：使残疾人得以"充分参与"社会生活和发展，并享有"平等地位"，具有与全体公民同等的机会，平等分享因社会经济发展而改善的生活条件，从而达到社会共融的目的。

2006年12月13日，第61届联大通过了《残疾人权利公约》（Convention of the Rights of Persons with Disabilities，以下简称《公约》）。《残疾人权利公约》由序言和包括宗旨、定义、一般原则等在内的50项条款组成。《公约》的宗旨是促进、保护和确保所有残疾人充分和平等地享有一切人权和基本自由，并促进对残疾人固有尊严的尊重。

《公约》的核心是确保残疾人享有与健全人相同的权利，并以正式公民的身份生活，从而在获得同等机会的情况下，为社会做出宝贵贡献。《公约》还涵括了残疾人应享有的各项权利，如享有平等、不受歧视和在法律面前平等的权利；享有健康、就业、受教育和无障碍环境的权利；享有参与政治和文化生活的权利等。此外，《公约》还就残疾人事业的国际合作提出了相应措施。因此，平等、参与、共融是康复工作的基本理念。

2. 平等的理念

平等机会是指任何一个公民，不因其个人的背景及身份特征等而遭受到不平等及较差待遇。背后的理念是强调人人皆生而平等的价值观，每一个人在社会上均应获得平等对待，免受别人的歧视。平等机会强调个人享有正面自由（Positive Rights）。换言之，政府不单应禁止公民行使某些基本人权，反之，更有责任就实现及促进平等机会权利而采取相应的步骤与措施，包括技术与职业指导及训练方案、政策与方法，以使个人平等机会得以充分发展。

残疾人面对的社会体制一环扣一环，包括教育、就业、护理、社会保障、医疗、无障碍环境和设施设备等。不少残疾人乐意自力更生，同时亦是一种自我实现，可是基于各种体制及政策无法衔接，或欠缺适当支持，结果使得其生活面临重重艰难，只能变相作为社会福利的接受者，被社会视为需要予以协助的弱者。如果可以从合理迁就的角度出发，让残疾观点主流化，由反歧视转变为平等权利，残疾社群便能不再只是被怜悯的对象，而是平等尊重的生命个体。

3. 参与的理念

根据联合国《残疾人权利公约》，"残疾人应有机会积极参与政策和服务方案的决策过程"（序言第十五项）。使每个人都享有参与政策和服务的权利，得到公平对待的环境，不但能促进个人发展，亦有利于社会整体的进步。但残疾人无法全面参与，除了他们个人的残疾所引致，社会建构的问题亦使残疾人无法全面参与。社会建构主要是指因社会、经济、文化及政治所构成的社会状况。直至今日，环境设施的障碍、不均等的教育、无障碍交通设施的缺乏、数码资讯的阻隔及医疗卫生的障碍等，皆在严重地阻碍着残疾人士参与社会事务及受到不平等的待遇。唯有消除社会环境的种种限制，才能协助残疾人实践全面参与的目标。

4. 伤健共融的理念

社会共融是一个过程，通过这个过程，令陷入贫穷及社会孤立危机的残疾人获得所需的机会及资源，让他们得以全面参与各项经济、社会及文化活动，确保其生活与福祉达到社会正常水准，是社会构建的一个新的目标。

"伤健共融"的实践可分为四个层次，如表4-1所示（共融角度多面体研讨会，2012）。

表4-1 "伤健共融"实践的四个层次

出席（Attendance）	注重硬件设备和实体环境（physical environment）的配合
参与（Participation）	让伤残人亦可出席及参与各类型的社会活动
交流（Interaction）	注重残疾人与健全人士之间的接触及产生感情的联系
协作（Interdependence）	注重了解双方的特性、强项和需要，互相尊重、欣赏和勉励

康复社会工作

为了实现共融的愿景，必须消除歧视和偏见，并且正视残疾人所遭遇到的不平等状况。康复社会工作者一方面应促请政府在政策层面把残疾人士的需要纳入主流，另一方面需要继续推行公众教育活动、研究和培训，致力推广《残疾人权利公约》的宗旨和原则。鼓励伤健人士并肩参与，推动伤健人士的双向交流，使彼此走近对方，建立友谊，在相处中互相了解，继而达致互相尊重、欣赏和勉励的目的并提高市民对有关问题的认识，打破固有观念和他们面对的障碍。这个过程亦可确保他们能够在较大程度上参与影响其生活及基本权利的决定，从而使伤健双方共同实践残疾人与健全人同属一个世界、携手共创未来的崇高理想。

5. 社会工作价值观

社会工作的核心是价值观，是社会工作信仰体系的重中之重。与解释"什么"的"知识"不同，价值观和伦理涉及的是"应该是什么"。价值观在"残疾人"社会工作实务中扮演着指南针的角色。那么，什么是社会工作的价值观呢？

（1）尊重人的价值原则。对每个社会工作者来说，人的价值和尊严是与生俱来的。人生的价值不在于索取而在于奉献，这就必须要求康复社会工作者做到尊重人的价值，理解人，尊重人，关心人。尊重不仅指对康复者保持符合社会文化风俗的礼节和称谓，更重要的是深刻理解康复者生命存在的价值、获得个人发展以及改善生活水准的权利和机会，并在此基础上，为他们提供适当的资源和优质的专业服务，满足其生存和发展的需要。特别是对老年人、残疾人、贫困者，不能把他们当作社会包袱，而应当看作社会财富。在人与人的关系上树立平等、互助、合作的观念，使社会工作成为沟通和调节人际关系以及协调个人与社会关系的桥梁。

（2）独特性原则。每一个残疾人都是独特的，这种独特性表现在生活的各个方面，包括价值体系、个性、情感、爱好、经历及家庭关系等方面。社会工作者要识别并了解每个康复者独特的特性，有差别地使用原则和方法去帮助每个案主，即强调每个生命个体的差异和独特性，反对用经验主义的方式千篇一律地看待个体发展。

（3）自决原则。人在拥有适当资源的情况下，均有能力自我成长并且改变。因此，对处在任何状况的人都应该给予支持，以增加其解决问题的能力和选择生活方式的机会。

（4）保密的原则。未经康复者允许，社会工作者不得向第三者透露涉及康复者个人身份资料和其他可能危害康复者权益的隐私信息。在特别情况下必须透露有关信息时，须向机构或有关部门报告，并告知康复者有限度地公开隐私信息的必要性及相关保护措施。

康复社会工作的应用场所

残疾人康复工作具体应用场所为医疗康复、教育及训练康复、职业康复和社会康复等四类机构。

4.2.1 医疗康复单位

医疗康复是指通过治疗、改善、恢复残疾人的各项身体功能，使其减轻能力障碍并获得最大限度的日常生活能力，为其重新参与社会生活提供身体方面的必要条件的医疗活动。它是全面康复的出发点。就技术而言，对残疾人的医疗康复主要是医务工作者的工作，但是社会工作者也可以为有效地治疗、康复做出贡献。在医疗康复活动中，社会工作者与医务工作者应相互配合。在医疗康复活动中，社会工作者的功能和角色是：

（1）为残疾人和其家属提供及时的心理辅导及社会援助，协助他们处理因患病、创伤或残疾而引起的问题。

（2）担当联系医疗机构和社会机构的重要角色，协助残疾人达至康复和融入社会的目标。

具体的工作范围是：

（1）通过辅导工作协助解决因患病、创伤或残疾而引起的家庭纠纷及情绪等问题。

（2）协助申请经济援助，例如减免医疗收费、申请基金资助以购买医疗器材等。

（3）参与康复医务人员的教育、训练，推广康复工作计划，以提升残疾人及其家属在康复方面的知识。

（4）转介残疾人申请康复服务及有关社区资源，协助他们获得全面康复及重新融入社会的服务。

4.2.2　教育及训练单位

残疾人教育及训练工作的内容包括：学前教育、基础教育、以康复为目的的行为教育、职业教育及培训等。根据残疾人的特性，其教育康复工作主要采取两种方式：一是普通教育方式；二是特殊教育，即对有特殊需求的群体实施的教育。在教育过程中，对盲聋哑和智力残疾学生的课程设置、教育教具、教学方法及入学年龄等，都要依据其特性和实际需要而定。社工在这个范围里的工作包括：

1. 学生支援辅导及转介

（1）提供学生辅导及支援服务。

（2）安排新生入学及适应辅导。

（3）定期举行学生个案会议，协调各部门之辅导工作。

（4）统筹及安排学生离校之准备及转介学生轮候成人服务。

2. 家长支持及家校合作

（1）提供家长辅导及支援服务。

（2）促进家校合作以辅助学生学习和成长。

（3）组织家教联会以加强家长与学校之联系和沟通。

（4）举办各类家庭活动，增进家长彼此认识与关怀。

（5）推行家长培训工作，通过讲座、工作坊及训练课程，让家长拓展视野，提升及发挥潜能。

（6）转介学生或家庭申请所需服务。

4.2.3 职业康复单位

职业康复（Vocational Rehabilitation）是指以职业为中心，通过职业评估、教育、培养、就业安置、咨询等，协助残疾人达到合适的职业适应能力，以向残疾人提供参与社会生活的服务方式。

职业康复是个体化的、以促使残疾人重返工作岗位为目的，用以减低受伤风险和提升康复者工作能力的一种系统康复服务。通过康复的手段，帮助身体障碍者或伤病者就业或再就业，促进他们参与或重新参与社会，是职业康复的根本目的。

职业康复包括的主要内容有：

（1）职业能力评估，工作分析（医疗机构内或现场）。

（2）功能性能力评估。

（3）工作模拟评估。

（4）工作强化训练（医疗机构内或现场）。

（5）工作重整和体能强化。

（6）工作行为训练、工作模拟训练及工作安置。

在这一过程中，社会工作者要做的工作包括：残疾人就业前的咨询和评估、残疾人的治疗和训练、就业后的随访和持续支持等。除此之外，社工还应帮助他们建立良好的工作环境，促进相关制度问题的改善。

4.2.4 社区康复单位

社区康复工作（Community-based Rehabilitation）是指以社区为基础所开展的残疾人康复工作。它是一种康复方式和制度，与过去一向实行的"医院康复"完全不同。这一概念的目标是发展非院舍化及非专业化的康复工作。

残疾人社区康复是一项系统工程，除了涉及残疾人本身的身体康复、功能的发挥外，还涉及残疾人的社区融合。社区对残疾人看法和态度的转变，是一个包容了残疾人身心、生活、社交和环境等多方面内容的概念。其目的是动员社会各界、各种力量，为残疾人的生活、学习、工作和社会活动创造良好的环境，使他们能够平等参与社会生活并充分发挥自己的潜能，自强自立，享有与健全人同样的权利和尊严，并为社会履行职责，做出贡献。

社区康复的内容主要是连接、支援及宣导（李楚翘，1997）。

1. 连接

社区康复是针对残疾人群体的康复活动，把残疾人士与社区的人、事、团体等有目的地连接起来，加强他们与外界的沟通和连接，包括残疾人与残疾人的连接、残疾人与普通人的连接、残疾人与康复资源的连接、残疾人与家庭成员的连接等，从而积极构建社区支援网络。只有让残疾人更好地融入家庭、融入群体、融入社区，才能使残疾人感受到来自家庭、来自朋辈、来自社区的关怀和温暖,从而构建一个共融社区。

2. 支持

在帮助残疾人认识自己所处的环境里可以运用的资源及其途径的前提下,针对残疾人的特定困难,安排提供援助服务,如残疾人家务助理、短期照顾等,以便帮助他们渡过难关。在这期间,工作员要不断地给予鼓励和支援,使残疾人从中获得面对困难的经验和能力。

3. 宣导

即为一些备受忽视的残疾人争取合理的照顾和利益,包括工作员在机构及社区内为残疾人争取更佳的服务供给,提出修订相关政策的合理倡议,以改善残疾人的困境。广泛开展正确对待残疾人的宣传教育,清除歧视心理,帮助残疾人回归社会。

根据以上的分析,江绍康(1994)认为,康复社会工作可应用的场所甚广,现列表4-2说明康复社会工作的应用场所及其职能。

表4-2 康复社会工作应用场所及职责

机构类别/性质	主要社会工作职责
1. 学前教育及训练	1. 个别及团体训练
2. 医疗康复机构	2. 家长训练及辅导
3. 特殊学校	3. 个人及职业辅导

续上表

机构类别/性质	主要社会工作职责
4. 职业技能训练学校	4. 生活自理训练
5. 工场/庇护工场	5. 个案辅导
6. 日间活动中心	6. 文化康乐活动
7. 院舍服务/中途宿舍	7. 院护工作
8. 社交康乐中心	8. 家庭生活教育
9. 社区支持中心	9. 社会调查
10. 残疾人/家属自助组织	10. 社区教育/联络
11. 社会企业	11. 政策研究/宣导
12. 护理院舍	12. 自助组织/行动
	13. 服务规划/评价
	14. 义工训练及联络
	15. 转介

4.3 康复社会工作者的核心能力、主要角色及职责

要想成为一名有效的康复社会工作者，其态度、能力、知识及技巧缺一不可。于上一部分中，我们对康复社会工作的定义、工作者所持守的态度及信念做了概

述，亦介绍了康复社会工作者在不同康复服务场所的主要服务内容。

本小节一共分为两部分，将继续就能力及知识层面进行探讨，说明康复服务中较常用的介入理论，并附以个案加以阐释。

4.3.1　康复社会工作者应具备的核心能力

Vass（1996）认为，社会工作者需具备三种核心能力：

（1）关于案主经验与脉络的知识。

（2）帮助工作者订定有效处置计划的知识。

（3）与组织相关的法律、政策、程序及与组织脉络相关的知识。

1. 专业知识

知识是社会工作者提供专业服务之基础之一，也是必须具备的能力。基于以上三个基础，康复社会工作者必须具备表4-3中所列的知识。

表4-3 康复社会工作者应具备的知识

核心能力	知识需求
关于案主经验与脉络的知识	• 准确评估康复者的需求：晤谈，观察，访视 • 认知层面：各种障碍类别，残疾人士生理、心理、社会等各层面的特质与需要
帮助工作者订定有效介入计划的知识	• 评估残疾人/家庭可能面对的问题需求 • 了解不同协助残疾人模式，例如心理社会治疗模式、认知行为治疗模式、理性情绪治疗模式、服务中心模式、危机介入模式、人本治疗模式和家庭治疗模式
与组织相关的法律、政策、程序及与组织脉络相关的知识	• 掌握及发掘社区所拥有的各种服务资源 • 能协助康复者配对所需服务 • 了解相关的福利服务规定及法理依据

2. 专业技能

所谓的"技能"，一般被认为是一种技术性的专业技能，也是一种有效运用知识来展现工作才能的能力；以及把知识与价值予以结合运用，将其转换成行动，以回应需求的技术。

翻查资料，不同学者（张茂榕，2012；Vass，1996；O'Hagan，1996）对康复社会工作者的技巧列出过不同的要求，因篇幅所限，故不能一一列出。本篇将所得资料进行整理，列为不同层面的技巧（见表4-4），以供参考及讨论。

表4-4 康复社会工作者应具备的技能

专业技巧层面	内容
临床工作	<li>访视接待及评估案主能力</li><li>与康复者共同解决问题并促进成长的能力</li><li>系统性地协助康复者解决问题以及提升自我的能力</li><li>具备确认康复者需求之能力</li><li>开创（发掘）康复者需求之能力</li>
人际沟通	<li>咨询晤谈技巧</li><li>与对象协商的能力</li><li>与相关专业人员共同合作之能力</li><li>具备与其他专业人员、社会资源提供者以及服务者沟通的能力</li>
组织能力	<li>撰写计划的能力</li><li>活动筹备、执行的能力</li>
服务成效评估	<li>盘点目前资源并联结以满足案主/案主家庭需求的能力</li><li>服务协调与执行的能力</li><li>服务输送的监督能力</li>

续上表

专业技巧层面	内　　容
行政工作	• 定期备存准确及完整记录的能力 • 处理问题的能力 • 定期向上司汇报工作进度的能力
个人成长	• 有意识地持续学习/进修的能力 • 持续反思个人及专业价值观及信念的能力

4.3.2　康复社会工作者的主要角色及职责

社会工作者的工作在于处理及回应服务对象的需要。所谓服务对象，一般可分为三大类，即以个人、以小组以及以社区为对象。因对象种类的不同而产生出三种主要的社会工作介入模式，分别是个案工作、小组工作以及社区工作，具体情况将于下一部分加以介绍。

由于康复社会工作的康复者牵涉不同类别的残疾人及年龄组群，他们均具有不同的需要。因此与其他领域社会工作相比，康复社会工作所涉及的内容范围及领域更加广泛。

因社会工作是一个"以人为本"的专业，不同的服务均涉及广泛的知识，如何有效地运用不同的知识及态度以回应残疾人的需要,难以在此一一细表。下面,我们将尝试把社会工作者日常担当的角色稍作条分论述,以便读者掌握。

1. 个案工作中主要角色及职责

康复社会工作者在处理个案工作时,大抵可以充当以下角色:

(1)评估者——要真正协助残疾人的康复,能准确地评估该残疾人的能力及需要很重要。康复社会工作者需要对残疾人的社交能力、家庭总体情况和特殊需要做出评定,然后配合其他相关专业评估及帮助,为他们制订合理、精确的服务计划。制订切实可行及有效的康复计划,是解决他们实际困难的基本前提。

(2)辅导者——自身残疾问题,不免会使残疾人在与身边人、社会工作者、家人相处时遇到一些问题。这些问题会影响他们的情绪。康复社会工作者可以通过提供心理、社会和其他方面的辅导与协助,向他们提供精神上的支持;可以帮助他们解决一些人际关系、工作疑难等个人问题,使他们在身心发展和社会功能上达到最佳状态。此外,就业辅导是为残疾人士提供就业支持,维护残疾人平等就业和选择职业、享受社会保障等合法权益,以便残疾人士能在公开环境中工作。社会工作内容包括提供职业分析及就业选配,提供与就业有关的技能训练、在职训练和督导，向各残疾人士及其家属和雇主提供与职业有关的辅导及意见。

（3）促进者——个案工作员在了解服务过程时，应以中立态度与案主共同商讨解决问题的方法，目标是帮助康复者增进其个人效能，增加解决问题的能力和信心。残疾人士因为个人因素、疑虑及观点，影响个人思维及自信心，这必然为处理个案带来阻力。社会工作者应多鼓励康复者发掘自我优势，修正其个人行为及思想偏差，认识自我，学会应对残疾所带来的困难，迈向独立自主和自力更生。此外，在有需要时可协助和促进康复者及家人互相接纳及沟通，增进病患者康复的机会。

（4）协调者——个案工作员需了解康复者背景，为案主找出真正的需要。若案主有多重问题，亦需协助案主接触各种资源和服务，整合服务的推送，使案主有效地接受相关康复服务。全面的康复服务是需要不同的政府部门及专业机构，如医院、学校及专业人士，如社工、医生、心理学家等协作完成的。因此，康复社会工作者需要协调不同的相关人士、机构及政府部门的参与及合作，从而充分利用现有的康复资源，协助有关部门针对残疾人的基本康复需求提供经济有效、及时方便的综合性服务。唯其如此才能为残疾人士安排最适合他们的康复计划。所以协调工作是康复社会工作者的一项很重要的工作内容。

（5）咨询者——在传统的辅导工作中，能与个案建立相互关系比其他任何工作都更重要。因此，社会工作者在服务的过程中，需使用细心聆听、不加批判的态度与个案建立信任关系，以便成为一个良好的咨询者。而于有需要时，则提供知识及加强个案及其家人对疾病的认识，以提升照顾者照顾康复者的能力。

（6）计划者——当找到问题时，需与个案或相关人士共同商讨个人康复计划，为个案建立个人目标、相互关系及沟通模式，以增进服务的有效性，提供最适切的全人发展服务。处理残疾人士个案时，社会工作者要具备与病历有关的医学知识、药物知识及相关的职业训练。同时，亦需与医院及其他专业人士相互沟通及合作，以有利受助人的康复进展或于有需要时，为受助人提供合适的服务转介。

2. 小组工作中的主要角色及职责

康复社会工作者在处理小组工作时，大抵可以担当以下角色：

（1）协调者——社会工作者借助自己的专业知识与技巧，使组员间勇于发挥所长及潜质，完成在组内所要完成的工作。社会工作者在评估环境及学员能力的前提下，可引导组员，而不是直接命令组员，如此可使组员顺利参与小组的活动以期达到小组及个人的目标，有助于个人成长。

（2）代理人——由于对机构的认识及对机构运作的了解，故当组员知道小组需要时，社会工作者便可协助借用机构资源甚至向机构提出改善服务质量或规则的建议，并代表小组协助争取，以便顺利完成目标。

（3）调解人——组员与组员间在沟通上可能产生矛盾，或因权力竞争而出现冲突，组员间有不同的意见或有些组员不遵守规则等，小组的需要甚至与机构的政策有出入，社会工作者应调解这些矛盾与纷争。

（4）倡议者——在协助组员争取服务或社会资源时，由于机构或社会因素等种种原因，如在机构决策或社会资源分配不均等，致使小组及组员得不到应有的服务时，社会工作者可就有关问题提出改进倡议。

（5）教育者——社会工作者常常在小组内担当着教育者的角色，以便在协助组员的互动时提供新讯息或提供办法以面对要处理的问题。在过程中社会工作者要不时鼓励学员，了解他们的困难，提供克服困难的方法，使他们在学习过程中获得满足感，从而改变对自己形象的认知。

（6）治疗者——在治疗小组中，社会工作者在订立目标后，要利用一些专业技巧，借助小组结构以及社会工作者与组员在小组中的关系，使有困扰的组员在组内宣泄感情，并提高认知能力或学习新的处事技巧，进而面对问题，适应日常生活。

（7）聆听者——在小组活动过程中，社会工作者要不时耐心聆听组员的需要及意见，使他们得到释怀，不加意见的聆听可以使组员感觉到被尊重，而且还为组员提供了均等的表达机会，从而有效控制了小组活动过程中组员间的骚扰。

（8）评估者——在小组过程中，社会工作者要不时评估小组的目的及学员的能力状况等，使组员能在小组发挥作用，小组亦可达致成效，继续推进。

（9）示范者——在小组过程中，社会工作者需要在必要时向组员做出示范，使组员易于理解及学习，这有助于组员的继续发展。在活动过程中以身示范并让组员模拟，显然是重要的方法之一。

3. 社区工作中的主要角色及职责

（1）预防工作者——康复社会工作不只是集中于恢复残疾人的原有或剩余能力，而且还包括预防残疾的出现或减轻残疾程度。例如对一些生理上的残疾如能及早发现，尽早提供治疗及训练，无疑是可以减轻残疾程度的。另外贫穷、意外、不良的生活习惯等，均可构成致疾的原因，这些均可通过教育或社会制度的改善加以预防。因此，防患于未然是最有效的康复社会工作。

（2）宣导工作者——残疾人一直以来都是被社会忽视的群体，故而康复社会工作的宣导工作，即为一些备受忽视的残疾人争取合理的照顾和利益，它包括在机构及社区内为残疾人争取更佳的服务供给，以及向社会提出改善政策的合理化建议以改善残疾人的境遇。此外，通过社区教育，可以消除社区人士对残疾人存有的偏见和歧视，从而争取更多的社区人士支持和参与残疾人扶助工作。

据上文所述，社会工作者因应不同对象、不同工作阶段，担当着不同的角色，下表将尝试性地列出一些不同情境下的社工角色。需留意的是，表4-5、表4-6列出的只是一些简单例子，而在真实情况下，社工则应因应对象的反应及需要而灵活转换角色。

表4-5 个案工作中的社工角色及举例

社会工作者角色	情境例子
个案工作	
评估者	■ 陈先生走进面谈室，表示相当气愤 ■ 社工对陈先生的情况、遇到的问题不太清楚，需要掌握有关问题的更多信息
辅导者	■ 于面谈过程中，提到张小姐照顾儿子的辛酸时，她哭了起来。社工认为有必要先在照顾好张小姐的情绪方面给予支持
促进者	■ 社工与李先生订立了计划，于3个月内减少饮酒的次数，但对于是否能达到目标，李先生感到无甚信心，亦不知应怎么做
协调者	■ 李先生有意参加戒酒的服务，而现时社工任职的机构并未有戒酒服务 ■ 因现有服务未足以回应李先生的需要，要与不同的社会服务联结或进行转介
咨询者	■ 陈小姐刚刚怀孕，犹豫应否继续怀孕。因她听朋友说，精神病康复者生下来的孩子可能会遗传精神病，但如中止怀孕，她亦担心当中的风险
计划者	■ 于以上各个情境中，社会工作者均需要具备之角色，亦步亦趋留意案主的发展，持续检讨计划、迈向目标

表4-6 小组工作中的社工角色及举例

社会工作者角色	情境例子
小组工作	
协调者	■ 于情绪管理小组内,社工订定每一节的活动,准备所需资源,促使组员积极参与小组活动
代理人	■ 组员于小组内展现出其他需要,未必可于情绪管理小组内处理,社工于是向服务机构反映
调解人	■ 于小组两名组员持有不同意见,并出现争执/摩擦时,要求社工处理
倡议者	■ 小组组员表达因患有残疾,常感到别人的歧视眼光。社工认同他们的困扰,认为社会大众需要对残疾人士多一些理解
教育者	■ 于一个情绪处理小组内,有组员提到饮酒可有效控制情绪,因为酒精可使人冷静下来
治疗者	■ 社工于一个情绪管理小组中,尝试让组员辨认出自己的负面情绪、行为及想法,并练习正面思考的方法
聆听者	■ 在组员受到情绪困扰时,社工细心聆听其内容及潜藏的情感,有助于其表达
评估者	■ 在小组中,组员每完成一项练习,社工都为其评估完成进度及质量

续上表

社会工作者角色	情境例子
小组工作	
示范者	■ 在社工进行社会技巧训练，有组员提到不懂得如何有礼貌地与人接触时，要求社工做出示范
预防工作者	■ 社工和个案接触时，了解到个案有时欠缺信心，往往与儿时在学校受到欺凌有关。之后了解到有不少个案亦有类似经验 ■ 社工在筹备活动时，于学校进行教育，希望营造一个和谐的学习环境
宣导工作者	■ 残疾人的权益往往受到不公平对待或被剥夺，社工期望为他们表达需要，争取更合理的对待

4.4 康复社会工作介入理论及模式

作为一名社会工作者，当遇到残疾人前来向你求助时，你便可以通过个案工作协助他康复；如果遇到的是一班受到情绪困扰的人士，你可通过小组工作协助他们舒缓情绪；而是当你面向一个社区有着相同诉求的康复者时，社区工作或会是一个有效的介入方法。

4.4.1 康复社会工作介入理论

康复社会工作是一项科学化的专业服务工作，其意涵是运用专业的知识及技巧，了解求助者的需要，为求助者提供个别化的服务。一般社会工作的服务理念及介入理论，即微观实务，是协助个人适应其周遭的生活环境；而宏观实务，则是改造环境使其更适合人们的日常生活。在康复社会工作服务中，二者同样适用。

社会工作的介入理论分多个学派，各学派对个人行为的理解、问题的产生有着不同的观点。在此章节，我们会把介入理论大致分类成心理暨社会派理论、生态系统理论以及充权理论等加以认识并进行比较（表4-7）。

表4-7 社会工作介入理论流派及观点比较

理论观点	心理暨社会派理论	生态系统理论	充权理论
理解个人	■ 人的自我功能是个人内在因素与外在环境及压力互相牵引的结果	■ 人的发展是人群关联性认同与自尊、角色、地位、生命周期等要素互动下的结果	■ 人在情境中,受外界的压迫、缺权而出现无力感
了解及预测个人行为	■ 可于生理、心理及社会因素三个层次来预测人的行为,同时人的行为是受过去经验的影响的	■ 与环境系统互动,产生出一系列的行为	■ 环境给予人的压迫与限制,要通过增强案主的权能来加以改善
问题成因	■ 不良的自我功能控制所致	■ 问题出现是因为与生俱来的特性、环境和人三者之间不能调和所致	■ 社会经济结构因素所致
介入理论举例	■ 行为认知理论	■ 家庭系统理论	■ 优势视角理论

传统学派的理念及观点,如心理暨社会派理论已详细分析记录于其他著名的书籍中,本章节将集中介绍优势视角理论及家庭系统理论。

1. 优势视角理论

优势视角是社会工作实践的一种新模式,它强调以正面、积极、优势的视角去看待案主及其处境,避免问题个人化,其着眼点是挖掘潜藏在案主及环境中的资源和能力。其核心理念为相信无论个人、家庭、群体以至社区均有内在资源和能力,在面对挑战和机遇时有能力做出应对及正向改变。社工与案主同行时注重引导其发掘、利用、建立及强化已有的优点、能力以至环境资源,以其过程来解决问题,而非聚焦于其痛苦及不足。社工立足于发现和寻求、探索和协助案主利用自身的优势和资源,鼓励案主的每一个尝试和进步,协助他们达到自己的目标,实现梦想,并面对他们生命中的挫折和不幸,学习欣赏个人价值。

其中,优势视角的概念和实践包括表4-8中所列的三项重要元素:

表4-8　优势视角理论三要素

抗逆力 (Resilience)	■ 抗逆力作为优势视角理论的内核，是当个人面对逆境时能够理性地做出建设性、正向选择和处理方法。抗逆力是个人的一种资源和资产，能够引领个人在身处恶劣环境时懂得如何处理不利的条件，从而产生正面的结果。同时抗逆力也是一个过程，可以通过学习而获得并且不断增强。抗逆力高的人能够以健康的态度去面对逆境。在面对逆境时，抗逆力能使人的心理回复至逆境发生前的状况，甚至展示出更理想的心理状态；而在克服逆境后能够拥有更高的抗逆能力
充权 (Empowerment)	■ 以优势视角理论来分析案主的优点及能力后，社工需借助充权的方法，激发案主自我意识的觉醒，提升他们的能力及生命的尊严，进一步改善现在不公平的结构及环境，争取合理的生存空间。充权的观点（Empowerment Perspective）认为个人的困扰不只是个人的问题，应该被视为公共的议题，强调必须发展与增强个人人际、家庭、社区等三方面的力量，以消除个人的无力感，从而解决问题进而掌握自己的生活

续上表

自我管理 (Self Management)	■ 案主在经过充权过程后，对自我的认识增加，亦会为自我的提升做准备，在其后的阶段，社工应鼓励案主学习及持守"自我管理"原则，即通过自我监控、目标设定、自我分析、自我改变等步骤来改善自己。社工应鼓励案主应用各种行为原理，帮助其面对自己的问题，并设法加以克服解决。通过目标设定及计划等方式，帮助自己把抱负施展出来

2. 家庭系统理论

家庭是社会的基本单位，和谐的社会更是建基于融洽的家庭关系之上。以家庭作为一个系统，家庭成员之间的相处与互动，亦会对家庭的功能造成不同程度的影响，家庭功能的范畴包括：照顾、教育、生理、心理、社会、经济及娱乐等。套用人在环境中及以家庭为整体的理念，当个人出现特别需要时（如意外受伤造成残疾或精神出现异常等），如只着眼于处理个人需要，则不能全面运用资源并推动康复。因此，有效地加强家庭的功能，增加家属对康复者的了解、接纳并在生活的各个方面给予支持，对康复者的复元过程甚为重要。家属，亦会成为康复者在康复路上的优势及重要资源。

（1）定义 "家庭为本"的社会工作即关注个人、家庭及环境三者的互动与交往，以及这些互动对个人、家庭以至家庭所处的社会系统所造成的影响。以家庭为中心，不单关注个别家庭成员的需要，而是关顾每一个家属及家庭的整体需要，将家庭视为工作的伙伴及支援的对象。运用社会工作方法或理论协助家庭成员处理困难和解决面临的危机与问题，协助家庭成员达成和谐的家庭关系，促进家庭成员健全人格的发展，是"家庭为本"社会工作的工作要点（图4-1）。

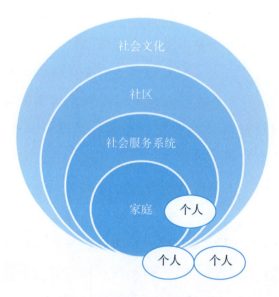

图4-1 家庭系统理论框架

康复社会工作

(2) 康复社会工作中的"家庭为本"

很多研究均显示，康复者在康复的路途上，若能得到家人的支持和鼓励，会对他们的康复带来正面而积极的影响。因此，在康复社会工作中，社工除关注个人的身体或心理情况外，亦会邀请家属面谈，从观察中理解家属对康复者的看法、家属的需要以及家属与康复者之间的相处等，让家属了解康复者的需要及困难、协助康复者培养独立生活的能力、促进其与家人关系的改善并培养良好的工作习惯。此外，于获得康复者同意后，社工亦会邀请康复者家属参与康复计划，与康复者共同订立目标，以促进康复者与家属之间关系的改善与沟通。家属的参与并非等同家属主导，家属的参与是协助及支持。康复者、康复机构职员与家属经常保持沟通，一起讨论和订立康复目标和计划，在康复者的康复路程上有着重要的作用。

4.4.1 康复社会工作介入模式

早在1920—1930年间，个案工作与小组工作便已列入最主流的社会工作介入模式。及至1960年代，社区工作方被纳入社会工作的基本方法中，成为与个案工作、小组工作并列的社会工作三大工作手法之一。相对于个案工作和小组工作采用的微观视角看待问题，社区工作则采用的是宏观分析角度，务求全面地理解及处理问题。

以下将逐一阐述社会工作者使用不同的理论处理不同个案需要时的介入手法。

1. 个案工作

个案工作是社会工作者提供服务的三大方法之一，它是运用专业知识、理论、方法与技巧，以个人与家庭为服务之主体，通过面对面的服务方法，协助案主发挥潜能、解决问题，进而满足案主的需求，重新调整其人际关系与增进社会适应之功能的工作方法。

一般而言，个案工作过程有四个主要步骤，包括：

（1）问题初探、建立协作性关系。社会工作者在初次接见转介个案时，先要了解个案本身的背景资料，包括转介原因、个人病历、医院或专业人员建议及个案本身对服务的期望。社会工作者亦需与康复者订定双方协作关系，以便日后进行跟进及提供合适的服务。

（2）问题评估。社会工作者需不断探讨个案问题及有效地评估其需要。面对个案时，社会工作者在探索个人层面问题的同时，亦需要了解及评估个案家庭的功能与个案的支持系统及其关系，用不同的理论去解释问题的成因和影响，从而找出个案的强项及所受到的限制。

（3）介入。在经过问题诊断及双方确定所需的服务并订立计划目标后，社会工作者按照不同个案的需要及状况，运用不同方法介入，与个案共同解决问题，这亦是社会工作个案中的一个重要过程。社会工作者可先从处理个案情绪、观点或疑虑等方面入手，亦可借助不同社会工作理论模式，改善、修正个案的偏差行为，以达到服务成效。

（4）检讨进度并修订介入。处理个案工作时，需要不断评估及检讨个案过去的服务成效，用以调整未来的服务计划。检讨服务成效可以个案所订立的目标是否达成、提供服务的方式是否恰当以及个案的改变为参考依据。评估及检讨工作可分阶段进行，以便于适当时候修正服务目标。

表4-9将会通过亚梅这个个案，来探讨社工是如何以优势视角理论及工作方式介入个案工作中的。

表4-9 一个社会工作介入个案

背景	■ 案主亚梅现年40岁，10年前因结婚由内地到港定居，未有儿女。其学历有初中程度，来港后适应了一段时间，及后一直在街市杂货店工作，店主及街坊皆对亚梅在香港的生活表示支持 ■ 亚梅的家人大都在内地生活，少有接触，每年她只会回乡一次探望。唯其姊亦于早年嫁到香港定居，故与亚梅感情较好，常常联系 ■ 亚梅近年与丈夫关系出现问题，患上抑郁症并在接受治疗中。亚梅初时情绪不稳定，动辄哭泣，即使别人只是与她简单倾谈，也会无故触动她的情绪，哭个不停。期间，亚梅更要面对丈夫提出离婚的现实，压力指数更大 ■ 在医院的转介下，亚梅开始接受某社区精神康复中心的个案跟进
问题	■ 作为中心的社工，应如何协助亚梅重掌自己的人生呢

续上表

思考点	案主对自身的看法： ■ 感到婚姻破裂便一无所有。觉得自己很没用，也对病情担忧，觉得患了精神病以后也难以重回正常的人生。对自己往后的生活亦感到彷徨及无信心 社工的优势视角： ■ 内在资源——案主优势 ● 乐意接受服务，寻求支援 ● 有病悉感，愿意接受治疗及按时服药，有一定自我管理能力 ● 理解及沟通能力不俗 ● 适应香港的生活，亦有工作经验 ● 擅于处理家务及煮食 ■ 外在资源 ● 有姐姐及其家庭的支援 ● 有杂货店店主及街坊的支持 ● 有医疗系统及社区服务支援
介入点	■ 与案主建立协作关系 ● 一个良好的协作关系有助社工与案主之间的沟通，同时，对推动案主改善起着重要的作用 ■ 与案主商讨改善方案 ● 了解案主的支援需要，带领案主面对将来。从优势视觉认识案主的优势及资源，以发挥案主所长 ■ 尊重案主的想法，鼓励案主为自己的人生自主自决 ● 过程中，案主才是最理解自己的想法、感受的人。因此，社工需尊重案主的选择及意愿，并协助案主实现希望。同时，社工应提醒案主的复元路并不平坦，期望案主在起伏中成长

续上表

通过优势视角介入	抗逆力（Resilience） ■ 社工在与亚梅深入倾谈中得知，亚梅10年前来港生活时也充满了担心，唯凭着积极学习的心态，慢慢融入了本地的生活，后来更成功于附近街市杂货店找到工作，并得到店主和街坊的支持。社工由亚梅过往的抗逆经验出发，引导其欣赏自己面对逆境时的积极心态及能力，鼓励其借助以往成功的经验，在面对与丈夫的感情问题时，再次尝试于逆境中自强，面对生命中的挑战 ■ 社工虽与亚梅初接触，但仍能发现亚梅有不少优势，例如乐意接受服务的合作态度、能主动求医的积极态度及遵从指示服药的正面举动。通过社工的欣赏和认同，让亚梅得知自己其实也有一定能力为自己状况做出改变 ■ 在亚梅的同意下，社工为其安排简单的日间训练，重新建立有规律及充实的生活。通过累积经验，亚梅的表现渐见理想，能达到训练规定的各种要求。由以上的成功经验出发，社工引导亚梅认知自己的强项，助其增强自信，确认自己面对挑战时的能力 ■ 经社工介绍，亚梅开始于社区精神康复中心参与其他活动，并认识了一些有相似经历的同路人。借助活生生的例子分享及交流，社工让亚梅得知，纵使路途不平坦，但亦有不少同路人努力地克服着各自的困难。这些经验分享，亦有助于亚梅增强自己的抗逆能力

续上表

通过优势视角介入	充权（Empowerment） ■ 为进一步发挥亚梅的潜能，社工协助亚梅于有机食品零售店铺中接受工作训练。虽然亚梅曾有杂货店工作的经验，但有机食品零售店铺人流较多，货品种类较复杂，亚梅最初很难适应，表示记忆力不足以应付，得到社工及店铺导师的支持及鼓励后，其表现一天一天地进步。社工亦密切与店铺导师一起检讨亚梅的工作进度，让她于工作训练过程中做更多的决定。例如负责两个货架的货品摆放方式及饮品库存量低时的订货等。半年后，亚梅由于表现突出，便开始接受进阶工作训练，并教导新学员适应日常工作 ■ 社工借充权的理念，由简单工作抉择开始，激发亚梅对日常事情的掌握及解决能力，消除个人的无力感，协助其重新掌握自己的生活。借助带领新学员，让其体验自身亦有能力为别人带来正面的帮助 ■ 社工得知亚梅擅于做家务及煮食，相信多加深化及发挥此资源，将有助于亚梅重获自信。再者，亚梅姊姊是亚梅的重要外在资源。因此，加强亚梅与姊姊的联系，有助于亚梅的康复进程，故亦鼓励亚梅与姊姊在空闲时间参与义工活动，例如探访独居长者，协助其清洁家居的。此外，其尝试于中心的联欢活动中帮忙设计的食谱及制作的美食，也深受其他参加者的赞赏。社工扩大了亚梅的生活圈子，增加了亚梅与社区及他人的接触，让亚梅觅得了生活的意义

续上表

借助优势视角介入	■ 通过以上活动，社工让亚梅借助自己的长处帮助了更有需要的人，让其改变了自己一无是处的看法，对自我的认识更深入，对往后的生活更具信心。此过程中，社工亦邀请了亚梅的姊姊参与，让亚梅从中得到了家属的支援 自我管理（Self Management） ■ 社工向亚梅提供不同的就业信息，然后让她根据自己的情况和喜好自行做出选择。至今，亚梅已完成医护支援人员课程，并在一家婴儿用品商店担任售货员，有稳定的收入。闲来亦会积极参与中心活动及其他义工活动帮助别人。同时，亚梅希望能尽快建立自己的安乐窝，开始新生活。社工也常鼓励她向此目标进发，希望她以此为动力，努力工作及储蓄，达成心愿 ■ 在以上的阶段，社工鼓励亚梅提升自我。其中包括学习及持守"自我管理"，借助接受服务后的经验，持续通过自我监控、目标设定、自我分析、自我改变等步骤，帮助自己面对及克服问题。通过目标设定及计划等方式，以实际行动帮助自己施展抱负

由以上的例子可知，案主亚梅最初只着眼于自己眼前的问题与不足，而忽略了自己的能力和资源。作为社工，除了具备同理心理解案主面对困难时的感受，亦需要利用自己具备的优势视觉，引导案主发现自己的长

处，拓宽自己的视野，并放眼于优势及资源，从机遇中发现生命中更多的可能性。即使问题未能立即迎刃而解，唯案主能更有信心地去面对逆境，便能改变现状，并会懂得利用自己和环境的资源创造未来。即使将来会继续面对生活上的起伏，亦有一定的抗逆能力支撑自己渡过难关。

2. 小组工作

在日常工作中，社会工作者除了借助之前所述的个案工作外，小组工作亦是康复工作重要的一环。康复者可通过小组了解个人特性、发挥个人潜能、长处，并利用组员之间的互动，学习解决问题，克服情绪或行为上的困难等，达致不同的个人需要及参加小组的目标。社会工作者在组内扮演着不同的角色并担任着不同的任务，如关心组员、做一个专心的聆听者、要有同理心、注重组员的感受、为组员说出心声。而小组的一个重要功能是组员与组员之间可以产生互动，在互相帮助的同时互相影响，社会工作者在组内要尊重每名组员，对组员要有真诚的态度，扮演中间人的角色，不偏私，公平地让组员互相倾诉心中的困扰，甚或是在当中得到安全感，从而逐渐信赖社会工作者。

社会工作者在小组工作中的任务目标，可大致概括如下：小组工作是在一段时期内，利用小组规范及组员间互动，借助各种活动推进并达致目标。社会工作者紧扣小组发展的不同环节，利用小组动力与小组程序，令每小节与小节之间紧密配合，使组员在小组中逐步清楚自己向着个人和小组目标迈进。而在小组活动中，成员不但能从中学习而有所得益，更应在其中获得满足。

在整个小组过程中，社会工作者的任务是利用小组程序并在介入小组历程时，协助组员检讨小组的过程、得失和个人的成长经验，鼓励并提供机会让组员在不同情况下尝试应用不同的学习经验，通过不断学习，稳固组员的成长，协助他们表达及处理组员对离别小组的感受，并引导及协助他们在离开小组后继续运用所学的技能，或使其明白继续拓展新的空间及知识等的重要性。在小组后期，社会工作者会担任较为主导和活跃的角色引导组员，给予专业的指导及意见。

社会工作者对小组评估知识的掌握应较组员为丰富，应懂得运用不同的评估方法，设计不同的评估工作，让组员增多学习机会。在整个过程中，社会工作者要给予组员专业的指导，协助小组评定这方面的需要、其对社会资源的认识、对小组发展或个别组员提供意见，甚至担负起实质性的联合转介的职责。在组员有强烈的情绪反应时，社会工作者应运用其专业知识和技巧加以处理。

康复社会工作

针对不同康复者的情况，社会工作者会安排康复者参与不同类型的小组，以达至参加小组的目的（表4-10）。

表4-10 小组活动类型及目标

小组类型	小组目的	适用对象例子
发展性小组	■ 传统小组工作的发展大多应用于青少年服务，服务介入以成长需要为重点，例如兴趣小组、义工小组、人际关系小组、成长小组等，此类小组的目标较务虚，如提升自信心或自尊、认识自我及能力、生活适应等，概念较为阔大抽象，通常不能厘定清晰的具体目标	■ 人际相处有困难人士；未有清晰目标人士；青少年
成长小组	■ 小组注重组员之间的交往，运用小组互动使组员有足够的机会互相沟通，聆听分享组员的经历，使组员间能借此学习及提升自行决策及解决问题的能力。期望组员能自我了解并认识、探索自我，从而开发自我潜能，继而解决问题并促进个人健康成长	■ 病悉感小组；自我认识小组；青少年

续上表

小组类型	小组目的	适用对象例子
任务小组	■ 为达成特定的计划而设，组员在小组过程中学习到处事的能力，并有计划地针对该组员而确定相应行为及决定。社会工作者要想顺利完成任务，让组员在小组内发挥团队合作精神便很重要，同时还得要求组员培养较佳的人际关系和合作技巧，懂得分工合作与取长补短的结合，还应具有与人共事的态度等	■ 筹款活动；机构大型活动
教育小组	■ 社会工作者让有共同需要的康复者订立清晰的学习目标，借小组的凝聚力，推动组员在互相学习的气氛中互助学习、增进知识、分享经验，目的是达致组员共同订立的小组目的	■ 药物认识；酒精影响小组；求职面试技巧
支援小组	■ 社会工作者与组员间会为一些共同事情展开思想和感情的交流。故支援小组的主要目的在情绪上为组员提供即时的信息，或在实际的生活中提供协助和支援等，令组员间互相支持，并在感情上得到满足及舒解	■ 单亲家庭；病患组织

续上表

治疗小组	■ 针对已发生的突发性或创伤性事件，组员需要得到一些心理上的支援及实际的协助，社会工作者要带领组员跳出负面想法，将注意力转移到建立正面的价值观上。使组员借助小组的互动及支援，尝试改变自己的思想及行为，从而取得治疗性效果 ■ 治疗小组注重个人转变，借助小组过程促进个人在认知、行为或情感上的改变，解决个人需要，面对即时问题，是治疗小组的宗旨	■ 因病况而有抑郁、负面情绪人士；情绪管理小组

表4-11将借助亚明的个案，来探讨社工如何以小组工作介入康复服务。

表4-11　一个小组活动介入康复服务个案

背景	■ 案主亚明，15岁，就读初中。亚明与父母及一名11岁的弟弟同住。亚明自13岁起，开始沉迷上网打游戏，并因成绩稍逊，需重读中二（初二）。及后，亚明开始出现自言自语及情绪暴躁的情况，并常因上网至深夜而未能上学，多次与母亲发生口角。亚明母亲有感情况严重，寻求医生协助，医生诊断亚明的情况为初期精神异常，除处方药物外，还转介社工协助

续上表

问题	■ 在以"家庭为本"的社会工作理念主导下，社工应如何处理亚明的个案
现实情况	■ 亚明重读中二后，未得到父母、老师及同学的支持，情绪低落，经常胡思乱想，反之上网及网上游戏却给了亚明与旧同学倾谈的机会，让他得到了朋辈支持。再者，亚明对电脑有一定的认识，能在网上为他人解决问题，从而得到了满足感。因此，亚明非常重视上网及网上游戏的时间。唯亚明沉迷网上游戏，令亚明与现实生活脱节，并出现妄想及幻觉 ■ 此外，社工在与其父母面谈时得知，父母对亚明已失去信心，而对亚明弟弟则寄予了极大期望，对其加以悉心照顾及栽培。社工引用"家庭为本"的社会工作理念对其分析认为，亚明的沉迷情况并不只是因为亚明有渴望得到认同的心理需要，其父母的管教，以及对待亚明及亚明弟弟态度及方式之间的落差亦对亚明造成了影响，这是令亚明与父母关系更疏远的主要原因，由此而导致亚明不得不选择上网并在网上游戏中寻找认同及支持
介入点	■ 与亚明及其家属建立工作关系 ■ 促进亚明及家属对"问题"的理解 • 了解亚明对上网打游戏的看法 • 了解亚明父母及其弟弟对亚明的看法，他们在家庭中的互动、角色及沟通情况和家庭关系 ■ 促进家属对情况的理解，从他人的经验中学习，提升管教能力 ■ 以小组工作促进亚明对自身精神症状的认知及管理

续上表

利用家庭系统理论介入	■ 社工以改变家庭互动状况为目标，除协助亚明在中心内发挥其电脑知识的优势，让其从朋辈处得到肯定外，亦通过家庭面谈让亚明父母重新认识亚明，了解亚明的想法及困难。通过鼓励家人间互相欣赏及支持，改善亚明一家之间的关系。社工亦邀请亚明父母参与家长小组，让他们分享感受，并从其他家长身上学习管教之道，以增强他们的管教能力 ■ 社工邀请亚明参加一个发展性小组，与其他青年服务使用者一起学习精神病的知识及症状；为发挥亚明的电脑才能，社工邀请亚明协助上网搜集相关资料，于小组内作简短讲解。在小组让亚明感到有一个安全的环境及与他人直接交流机会，并且可以从中增强对自身情况的理解 ■ 在药物治疗、发展优势及改善家庭关系后，亚明的情况有明显的改善，不单减少了上网及网上游戏的时间、改善了学业，而且减少了妄想及幻觉的出现频率，还会协助父母处理家务。亚明父母亦重新认识了亚明，在对其给予肯定的同时，还对他给予同弟弟一样的关怀，这些均令亚明的康复更见成效

家属的参与是康复服务重要的协助及支持。康复者、社工与家属经常保持沟通，一起讨论和订立康复目标和计划，在康复者的康复进程中有着重要的作用。

3. 社区工作

社区工作具有广义与狭义两种含义。广义来说，任何于社区从事活动的人群及服务均属此范畴（甘炳光等，1994）。社区工作包含社区组织、社区发展与社区社会工作等意涵。社区工作是联系协调社区内各相关服务机构，以谋求更完善的社区福利的服务（苏景辉，2003）。

社会工作者于社区工作中对问题的分析，会采用较宏观的视角。在他们看来，问题的产生并不在于个人本身，而是与社区周围的环境、社会制度及整个社会有密切的关系。社会工作者应注重社区环境与个人能力、资源间的互动及影响。因此，解决问题的方法也就不再是单纯地要求个人改变以适应环境，而是要改善周围的环境，改变不合理的制度与政策（图4-2）。

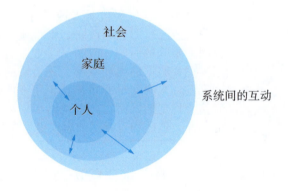

图4-2 社会定位

狭义的社区工作是指以社区为对象的社会工作介入方法。狭义的社区工作的目的是，通过组织社区内居民参与集体行动，厘清社区需要，合力解决社区问题，改善生活环境及质量；让居民通过参与过程，建立对社区的归属感，培养自助、互助及自决的精神；加强居民的社区参与及影响决策的能力和意识，发挥居民潜能，培养社区领袖才能，以建设更公平、正义、民主及和谐的社会（甘炳光等，1994）。此外，狭义的社会工作有时也可达到推动社区及社会政策转变的目标。

社会工作者在社区工作中的任务目标，可概括为：从生态系统来看，社区工作的介入方法，其对象就是整个社区，或以某一特性为联系的社群。从事社区工作的社会工作者，一般会策划不同的活动以显示社区参与的重要性。于康复服务中常见的社区工作例子有社区教育活动、社区服务计划、社区义工发展、社区融合活动、社会企业、地区网络工作等。社会工作者策划及推行这些活动的目标，主要可概括为任务目标和过程目标两个方面（详见如表4-12）

表4-12 社会工作者在社区工作中的目标

任务目标：解决一些特定的社会问题，包括完成一些具体任务，达致一些社会福利目标，满足社会需要	
1	改进社区关系，争取合理的资源配置
2	确保资源充分利用，令受助者尽快得到有效的服务，改进服务品质
3	通过规划、分析及改变社会政策，满足受助者所需

续上表

过程目标：促进社区人士的一般能力，包括建立社区内不同群体的合作关系，发掘及培育社区领袖参与社区事务，加强市民对公民事务的了解，增强解决问题的能力、信心及技巧	
1	提升市民的社会意识
2	发挥市民的潜能
3	促使市民参与解决自己的问题以改善生活品质
4	培育相互关系及社区照顾的美德

表4-13将借国强的个案，探讨社工如何在社区工作中介入康复服务。

表4-13 康复社会工作者介入社区工作的个案

背景	■ 国强，男性，35岁，是一名残疾人。他自从得了疾患后已有多年没有工作了，现在意欲找一份工作，但因多年没工作，对现在的劳工现状不太熟悉，他去寻求社会工作者的协助。社会工作者和国强会见时，了解到国强现在与妈妈及妹妹住在公共屋邨。妹妹现在有工作但工资不多。妈妈照顾了国强多年，近年情绪有所起伏，一时脾气易怒，一时则悲哀哭泣。而且国强平时亦很少外出，每当他下楼买东西时，他就会觉得路人以奇异的眼光看他，国强自己亦以患有残疾为耻

康复社会工作

续上表

问题	■ 国强所面对的情况及困扰，相信很多从事康复社会工作的人都会遇到。如果以微观角度理解，可能会得出求职技巧薄弱、工作经验不充分等认识 ■ 而以宏观的角度，则会好奇有多少人正身处这种情况中，现在社会环境为何让这种情况持续下去？既然是社会环境带来的影响，就应以社会为介入的目标，以扭转社会对康复人士的偏见及定式为目标，通过不同的公众教育活动释除公众的疑虑，尊重康复人士的工作能力
现实情况	■ 从国强的案例中可看到，康复者会担心社会对他们的态度，觉得在路上会受到奇异目光看待，求职时亦可能不获聘用。从社区工作的层面来看，康复者与社会的互动是双向的，有时康复者问题持续发生亦可能是受到社会的影响。社会对国强一类的康复者是否接纳？有否让康复者于社区中均等参与的岗位？这些都是社区工作中常思考的问题
介入点	■ 厘清介入对象及目标 ● 以社区为对象 ● 以社区人士态度改变为目标 ■ 促进社区对残疾人士的认识及理解 ■ 减少社区人士对残疾人士的标签或歧视

续上表

从社区工作的角度介入	■ 应用于国强的个案中，社会工作者可通过举办教育讲座、单张派发、社区活动、社区展览等途径，让社会人士对残疾人多一些理解，推动社会人士对康复者有更大的包容 ■ 国强的社工举办了一个活动：联系区内的学校，申请于学校进行一节教育讲座，并邀请国强及其他康复人士进行分享，让学生及康复人士有直接交流。活动后还从与个别学生的闲谈中得知，这次活动让他们对康复人士的经历有了更多的认识，与之前相比有了更正面、积极的态度 ■ 社工还把现实情况带回服务单位讨论，机构亦可考虑开设工作岗位并聘用康复者，从而对社会产生正面影响。在此过程中，康复者还可通过肯定自己的社会作用，提高自信心

4.5 跨专业团队的合作

每一位康复者的康复过程及需要都不一样，对应其需要而给予的支援及资源配套亦有所不同。以精神病康复者为例，因为长期住院、服药以及药物带来的副作用，康复者除需接受稳定的药物治疗外，亦需要生理、心理、情绪、生活技能以及社交等方面的全面支援，而且康复者所需的支援亦因康复进程而有所改变。因此，单一专业的协助，并不能为康复者带来足够及全人的照顾。针对此情况，引入跨专业团队，合作则更能发挥对康复者提供全面照顾的效能。跨专业团队即由不同界别的专业人士，按各自的专业知识及技能，分别在身、心、智、灵四方面为康复者提供评估、治疗、训练、危机预防、心理辅导、社区资源运用等服务。专业团队包括精神科医生、护理人员、社会工作者、职业治疗师、物理治疗师及临床心理学家等。

4.5.1 跨专业团队合作的重要性

跨专业团队合作的目的是以康复者为中心，针对个人的需要提供全面、整体和一站式服务。跨专业团队由不同专业人士组成，每人有着个人独特的知识及技能，专业团队的合作可以令各人互补长短、便利专业交流、跨领域整合服务以照顾康复者的不同需要，由此，康复者在毋须为不同服务四处奔走的前提下，仍可获取专业而且全人的照顾。此外，跨专业团队合作可减少医疗系统服务的负担，康复者可在社区生活中得到适切的支援，亦可由专业人员监察其康复进程，通过提早介入，降低疾病复发的机会。

4.5.2 个案经理及其角色

在跨专业团队中，一名专业人士将成为个案经理（一般为社会工作者），主要负责个案管理工作。其职责是利用他们的专业知识，评估个案的整体精神状况和需要，协助联系各个相关服务单位，提供辅导及支援。除康复者外，个案经理亦会与康复者家属联系，务使康复者得到家属的理解及支援。此外，个案经理亦负责统筹及协调各专业人士间的沟通及建议，以便协助康复者得到适切的服务。个案经理将成为康复者、康复者家属与不同界别专业服务之间的桥梁，通过与康复者及其家属和专业团体保持紧密联系，一方面鼓励康复者增强他们的自信心；另一方面加强为康复者提供的全面支援及服务。在整个康复过程中，个案经理肩负着重要的角色，其不但要与康复者共商理想的"康复路"，更要与康复者同行。

其他专业人士的角色及工作内容简介见表4-14。

表4-14 跨专业团队各类专业人士的分工

专业人士	角色并工作内容
精神科医生	■ 从医学角度，诊断个案的病情及提出治疗方案 ■ 转介个案至个案经理，进行心理情绪、社交能力等方面的评估，以便获取适切的服务

康复社会工作

续上表

专业人士	角色及工作内容
护理人员	■ 负责照顾生病、受伤的个案的安全与康复 ■ 进行卫生教育工作
社会工作者	■ 为个案经理，负责联系个案、个案家属及其他专业人士，为个案提供全人服务 ■ 纪录个案的康复进程，适时与精神科医生及其他专业人士联系 ■ 直接提供个案服务，包括辅导、心理支援，推动参与小组活动及社区工作等
职业治疗师	■ 协助康复者增强体能及心智功能、预防伤病、促进独立生活、改善生活质量，协助他们重新投入家庭、工作及社会 ■ 工作内容包括应用职能科学与理论及活动分析，来了解影响个案职能表现的原因，针对个案的生理、心理及社会功能予以训练、提升 ■ 运用环境改造及辅助用具、工作简化以及工作强化等方法，来帮助个案执行有意义的日常活动，以维持其身心功能，预防功能之退化
物理治疗师	■ 协助康复者预防、治疗及处理因疾病或伤害所带来的动作问题。一般可归纳为预防性教育、治疗和矫正、教育和再训练三种 ■ 工作内容包含疼痛处理、肌力训练、关节活动度的增进、心肺功能的训练等 ■ 为未患病者提供一些必要的预防性教育

续上表

专业人士	角色及工作内容
临床心理学家	■ 负责心理评估/诊断，对康复者的个人性格、行为及智力状况等做出评估或诊断 ■ 进行心理治疗，治疗的范围包括改变当事人对事物的观点、感受及情绪反应，增加个人的适应能力及减少心理困扰 ■ 进行大众教育及心理健康的推广，为公众提供心理健康知识。为各级管理及专业人士提供咨询服务

4.5.3 个案讨论

下面我们将借助亚新的个案，探讨不同专业人士如何合作以及个案经理在协助案主康复过程中的角色。

1. 背景

亚新，30岁，男性，大学毕业生，于银行工作。亚新与父母同住私人屋苑，其妹则已搬出自住。一年前，急性脑中风导致其身体右半身瘫痪，具说话能力但思绪混乱、四肢活动能力有限。因行动不便，经常留在家中，以致有抑郁症及焦虑症，现正接受精神科医生及临床心理学家的服务及定时服药。

经医生初步检查治疗后，亚新病理情况相对稳定下来。接下来是一连串的康复工作。

主诊医生将亚新转介到个案经理,并指出亚新的服务需要在亚新出院后由社会服务部、职业治疗部、物理治疗部及家居到访护士继续协助。由于亚新的情况需由多个部门的不同专业团队协助,社工在此担当个案经理的角色,负责统筹各个专业团队的意见及需要,并安排亚新接受进一步康复服务(图4-3)。

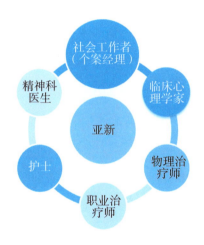

图4-3 一个跨专业团队的构成

2. 问题

那么作为亚新的个案经理,应如何协助亚新康复呢?

个案经理与亚新会面,从心理—社会角度,了解亚新的情况:

- 是一位大学毕业生，以前思想正面，病后较沉默。
- 能参与及配合各治疗师的康复运动。
- 孝顺家人，会配合父母亲的安排。

个案经理亦与亚新父母面谈，采取优势视角理论，了解他父母的情况：

- 是亚新的生命支柱。
- 母亲照顾所有日常生活起居。
- 父亲能运用自己的专长，改装家居环境设施以配合亚新日常生活需要。例如在家内自行制作支架及改装床，以便其使用。
- 父亲有高度的忍耐力，对太太非常体谅与包容。
- 父母均配合及协助各类运动训练。

从社区工作角度，个案经理寻找到的社区以外的其他资源包括：

- 教授（大学老师）仍对他嘘寒问暖，很关心他的情况。
- 父亲的同事会配合其父亲因照顾亚新而需弹性安排工作时间的需要。
- 可安排康复车接送其往返复诊及外出。
- 其妹提供经济上的支援供养其父母。

个案经理了解亚新的情况后，积极向其他专业同工（护士、职业治疗师、物理治疗师）讲述亚新的基本背景及优势，以便各专业同工更快掌握他的情况，在护理、职业康复、身体机能层面及日常生活方面为亚新提供协助。

3. 家居到访护士服务

通过个案经理的详细报告，护士了解了亚新的身体状况及护理需要，并订出了护理重点。

（1）中风后自我护理：

● 右边身体活动能力下降，日常生活中的起居饮食及恒常运动需要协助。

● 明白父母劳心劳力地照顾他，付出很多。

● 故会爱惜生命及爱护自己，愿意接受各项身体检查及定期复诊服药，以监察身体及维持健康状况。

（2）饮食健康管理：

● 由于病情限制了自主活动能力及带氧运动，导致肥胖。亚新明白肥胖容易引发各种疾病，如糖尿病、血压高或心脏病等。

● 除适量之康复运动外，他亦参与了营养咨询，采用均衡及健康饮食，以有效减肥并预防疾病。保持心境开朗，定时作息，避免过劳及压力，如此则有助于身心健康。

（3）排便：

● 由于有便秘之情况，其父母担忧会影响亚新的健康，他们与护士商议后，通过让其喝足够的水并进食含高纤维食物，以增加肠道蠕动，有利于其自然排便。此外还在有需要时服用医生处方的药物，帮助其排便。

● 除有利于案主本身之健康外，亦可减少父母对其健康的关注和担忧。

（4）眼部护理：

● 使其明白因脑血管瘤爆裂而引致的眼底出血，会影响视力。

● 参与由护士指导的眼睛护理，包括保障充足睡眠、均衡饮食及保持良好个人卫生习惯等。

● 建议避免自行使用眼药水或眼药膏。

● 需要时安排眼睛检查或转介眼科，跟进眼底出血手术的可行性。

● 护士定期与个案经理联络，让个案经理清楚亚新健康方面的问题，并在其个人纪录上重点写下要特别注意的事项，让其他专业同工参考亚新最新的康复进程。

4. 职业治疗服务

在获得个案经理及护士的会谈资料后，职业治疗师便致力于训练亚新的日常生活技巧。

（1）日常生活层面：评估亚新在衣、食、住、行四方面面临的问题及需要。

● 衣——由于亚新右半身瘫痪，因此在穿衣时会较以往慢，特别在穿裤子的时候需要他人协助。

● 食——亚新在吞咽上并没有太大问题，只是需要较多时间进食。但在手握食具时需要辅助工具，例如需要较大把手的食具等。

● 住——居住方面，由于亚新与父母居住在私人屋苑，出入可以轮椅代步，屋内如需去洗手间或洗澡，需转洗手间专用轮椅。其父亦能协助改善家居条件，以方便其出入。

● 由职业治疗师订做手托及脚托于晚间使用，以避免其手脚肌肉筋腱出现萎缩情况。

● 亚新四肢的主动活动幅度虽受中风影响，但并没有因而造成严重肌肉挛缩，仍可主动或在协助下参与大部分治疗性运动。

● 职业治疗师通过评估亚新的技能状况，为其设计了合适的训练计划，目的是加强亚新在日常生活中的自主性及独立性。

（2）工作层面：

● 亚新大学毕业后一直在银行工作。现时，亚新需要重新建立个人的自信，并学习新的技能，发展新的兴趣，以便投入新工作。

- 除了要重新学习照顾自己外，亚新需要学习使用辅助器材以便其用电脑上网。
- 其父的建筑公司表示，如亚新有能力操作电脑，则可聘用他从事公司文职工作。

（3）闲暇层面：

- 亚新中风前，喜爱运动，外出游玩。但中风后，因行动不便，他很少外出参与任何运动。
- 现在，亚新需要加强肌肉锻炼，待其身体机能恢复后，可让其参与一些较轻松的运动。

5. 物理治疗

物理治疗师在从纪录文件中了解到亚新在护理、职业康复及心理社交方面的评估结果及康复进程后，亦明白了自己在亚新康复路上的角色，并积极参与处理亚新的身体机能及生活技能方面问题。亚新愿意接受新事物，勇于接受治疗师对其康复计划的有关内容及创新康复用品或辅助器具的建议。对生活有了目标之后，亚新更有动力接受治疗了。

（1）身体机能层面：

- 由于亚新右半身瘫痪，所以他不仅要先加强左边身体的肌肉能力，而且还需要加强右半身的活动能力。因此，物理治疗师为其设计了一系列肌肉训练项目让他在家中练习。

- 其物理治疗师还将教导其父母替亚新进行肌肉按摩，避免其因长期压迫而产生褥疮。
- 当下肢肌肉的力量因训练而加强后，亚新便可尝试学习站立并使用辅助器步行了。

（2）父母层面：

- 父亲重视亚新之康复需要，会主动了解不同康复器材的制作及改善家居条件，并为亚新度身制造了康复用品以增进治疗成效。
- 母亲经常鼓励亚新主动参与日常生活活动，如洗澡、位置转移等，从而增强了其自主性及独立性。
- 家人会按治疗师的建议协助亚新进行居家康复活动，以确保治疗效果。

（3）环境因素：居住环境宽敞，有足够的空间放置治疗物资，如治疗床、企架床等，可令治疗安全有效地进行。

经过多个专业人士的协助，亚新在康复的道路上渐见进步。但同时，个案经理发现他除了身体上的不适外，心理亦需关注。由于以往亚新是很独立的，但现时无论大事小事，都需要别人的帮助，他渐渐觉得自己一无是处，既自卑又自责，并伴有轻微自杀念头。因此，在医生与所有专业人士举行的定期个案讨论会议上，个案经理把亚新心理上的转变及需要提了出来。经医生诊断后，将亚新转介接受临床心理师治疗，期望亚新能借助定期的心理辅导、认知行为治疗，重新建立自信，肯定自己的能力。个案经理亦继续担当联系角色，与不同的专业人士合作，以提升亚新的能力并推动康复进程。

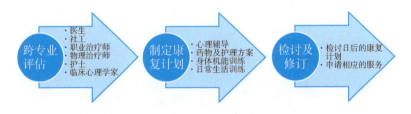

图4-4　跨专业团队的康复服务流程

6. 总结

基于对跨专业团队的信任及支持，亚新在个案经理的辅导下，通过认识自我的优势，能以自己的能力去面对挑战了。同时，在护士的教育下，他自己亦清楚掌握了自己的健康状况及康复进程。在家人方面，则通过了解社区的资源，感觉到了自己并非无助。由此减轻了家人在照顾上的压力，让其有了足够的时间休息并安心外出处理事务。在物理治疗师及职业治疗师的指导下，家人的照顾及训练技巧也有所提升，从而减少了因照顾而导致的劳损。最后，各个专业均有自己专业工作价值观，因而不容易协调。个案经理需要有效地发挥功能，

康复社会工作

从中协调，以成功协助个案康复。唯有让各类专业人士充分沟通并达成共识，才能真正提供综合化的专业康复服务。

4.6 康复社会工作者的专业要求及服务督导

4.6.1 社工的专业要求

社会工作是一个专业，从事这一专业的人士必须在香港社会工作者注册局（以下简称"注册局"）注册，成为注册社会工作者。

根据《社会工作者注册条例》第五零五章第十条，"注册局"批准及发出《社会工作者工作守则》（以下简称《工作守则》）的主要目的，是保障服务对象及社会人士的权益并加强社会人士对社工专业能力的信任和信心。此外，"注册局"还制订了《社会工作者工作守则实务指引》（以下简称《实务指引》），目的在于协助社工加深对《工作守则》的理解，并借助《实务指引》的具体条文使社工更清晰地掌握《工作守则》的要旨及其涵义，从而更好地遵守及落实《工作守则》所厘订的准则。

《社会工作者工作守则》的部分条文：

1. 社工的首要使命为协助有需要的人士及致力处理社会问题。

2. 社工尊重每一个人的独特价值和尊严，并不因个人的族裔、肤色、家庭/社会/国家本源、国籍、文化、出生、性别、年龄、语言、信仰、政治或其他主张、家庭/社会/经济地位、残疾、教育程度、对社会的贡献或性倾向而有所分别。

3. 社工相信每一个人都有发展的潜质，因而有责任鼓励及协助个人在顾及他人权益的情况下实现自我。

4. 社工有责任维护人权及促进社会公义。

5. 社工应尊重服务对象在保障隐私和保密个人资料方面的权利，除非其他法例特别是个人资料（隐私）条例（《香港法例》第486章）有所订明。社工也应尽可能充分告知服务对象在某种情况下，保密性所受到的限制，汇集资料的目的及资料的用途。

6. 社工不得滥用与服务对象的关系，借以谋取私人的利益。

总体而言，大众对社工的专业要求有一定期望，社工在自强不息地提升本身专业能力之同时，应尽量避免做出损害专业精神的事情。

表4-15 注册社工分类及学历要求

类别	注 解
1	■ 持有社会工作者注册局认可的社会工作学位及文凭;或于1982年3月31日或该日之前已担任任何社会工作职位;及在该日期之后已担任一个或多于一个的社会工作职位至少10年,不论是否连续地担任该职位或该等职位
2	■ 非持有注册社会工作者(第1类)的注册资格,但现正担任任何社会工作职位或已获接纳担任该职位

4.6.2 社会工作督导

按社会工作者注册局于2009年编印的《社会工作督导指引》,鼓励社会服务机构为社工制定内部相关指引并实施社会工作督导。因而,各相关协会相信无论对于资深社工抑或新秀社工,有系统地推行社会工作督导,将有助于各社会服务机构的长远发展及提供相应质量标准的社会工作实务。

根据上述指引,社会工作督导包括以下三个功能:

1. 行政功能

行政功能属于一种管理功能,当中包括订立服务目标及其优次，厘清角色、规划、分配工作、工作检讨和评估，对被督导者的工作表现实施问责等。

2. 教育功能

教育功能涉及灌输专业价值观、传授专业知识及训练实务技巧，这些都为社工实施有效的专业服务所必备。教育功能亦包括增强社工的自省能力及敏感度。因此，具教育功能的督导应被视为社工专业发展的核心元素。

3. 支援功能

支援功能旨在使被督导者更有能力处理与工作相关的事情，同时能培养有利于优化工作表现的态度和情感。此外，支援性的督导可以维持员工的士气，并且促使被督导者更清晰地识别专业自我价值，使其对所雇用机构和专业产生归属感。

社会工作督导的基本职责可具体描述如下：

1. 督导安排

（1）督导者与被督导者应为督导会面做好准备。

（2）安排在一个不会受到干扰的地方进行督导会面。

（3）预约督导时，若临时有更改，双方应提前知悉。

（4）应适当记录督导会面内容并存档。

（5）每次督导会面可以以个别或小组督导或个案专题研习形式进行，时间不少于1小时。

2. 为新秀社工提供督导

其全职社工资历少于3年的，须接受一年内不少于3次的督导会面，包括半年或周年工作考绩评估，其中一次可以是小组督导或友侪间的专题研习。

3. 为年资较高社工提供督导

其全职社工资历多于3年的，须接受一年内不少于两次的督导会面，包括半年或周年工作考绩评估，其中一次可以是小组督导或友侪间的专题研习。

4. 督导者的资历

督导者，应为该社工的直属上司或服务单位经理，其在相关服务领域内，如为智力残疾人士、精神疾病康复者等提供社工服务，最少有5年的实务经验。若未具备上述资历，须寻求专业支援，以便督导者能履行督导职责。

5. 记录

于每次督导会面后予以记录，并在双方签署后备份存档。

康复社会工作的服务成效评估

在香港，为保证社会服务的提供过程符合一定的标准，并且在这一标准基础上持续不断改进，从而追求卓越，服务质量标准（Service Quality Standards，SQS）应运而生。

SQS 是社会福利署（以下简称"社署"）推行的服务表现监察制度（Service Performance Monitoring System，SPMS）的一部分。SPMS 的设计，是为放弃早期社会服务的"资源投入控制机制"（Input Control Mechanism），而代之以"产出"（Output Control）及"程序标准"（Process Standards），借以监控服务质量。其中，"津助服务协议"（FSA）监察的是"产出"，而"服务质量标准"（SQS）则旨在控制服务过程。

SQS 很重要，这一服务质量标准是"社署"与非政府机构代表协商后制订的。订立各项标准的目的是使所有社会福利服务向个别服务单位现行的优良做法看齐。服务质量标准——SQS 包括四大原则：资料提供；服务管理；对使用者的服务；尊重服务使用者的权利。根据这四大原则，SQS 可被细分成 16 项服务标准。

1. 服务质量标准大纲

（1）资料提供原则（见表 4–16）：

表 4–16　SQS 资料提供原则

标准 1	■	服务单位确保制备说明资料，清楚陈述其宗旨、目标和提供服务的形式，随时让公众索阅
标准 2	■	服务单位应检讨及修订有关服务提供方面的政策和程序
标准 3	■	服务单位存备其服务运作和活动的最新准确记录

（2）服务管理原则（见表 4–17）：

表 4–17　SQS 服务管理原则

标准 4	■	所有职员、管理人员、管理委员会和／或理事会或其他决策组织的职务及责任均有清楚的界定
标准 5	■	服务单位／机构实施有效的职员招聘、签订职员合约、发展、训练、评估、调派及纪律处分守则
标准 6	■	服务单位定期计划、检讨及评估本身的表现，并制定有效的机制，让服务使用者、职员及其他关注的人士就服务单位的表现提出意见

续上表

标准 7	■ 服务单位实施政策及程序以确保有效的财务管理
标准 8	■ 服务单位承担一切有关的法律责任
标准 9	■ 服务单位采取一切合理步骤，确保职员和服务使用者处身于安全的环境

（3）对使用者的服务原则（见表 4-18）：

表 4-18　SQS 关于使用者的服务原则

标准 10	■ 服务单位确保服务使用者获得清楚明确的资料，知道如何申请接受和退出服务
标准 11	■ 服务单位运用有计划的方法以评估和满足服务使用者的需要（不论服务对象是个人、家庭、团体或社区）

（4）尊重服务使用者的权利原则（见表 4-19）：

表 4-19　SQS 关于尊重服务使用者的权利原则

标准 12	■ 服务单位尽量尊重服务使用者在知情的前提下做出服务选择的权利
标准 13	■ 服务单位尊重服务使用者的私人财产权利
标准 14	■ 服务单位尊重服务使用者保护隐私和保密的权利

续上表

标准 15	■	每一位服务使用者及职员均有自由申诉其对机构或服务单位的不满，而毋须忧虑遭受责罚，所提出的申诉亦应得到处理的权利
标准 16	■	服务单位采取一切合理步骤，确保服务使用者免受侵犯的权利

虽然SQS为提供服务的程序确立了一定的标准，但对于追求卓越服务却没有太大的帮助。首先，SQS只要求在服务提供过程中执行某些步骤，但对于执行的结果却没有具体要求。举例说，SQS要求服务单位要设立回复投诉的时限，但并没有要求处理投诉的结果是要确保投诉者满意或可以令得服务改善。所以要测度所提供服务质量则需要另类工具协助。

2. 康复社会服务工作的成效评估

社会服务工作的指标，包括产出指标及成效指标，必须经由有关政府或区民政局、社工机构及服务单位三方面共同协议制定，并在服务协议中注明。服务的具体内容、服务产出指标及成效指标的制定，一般以一年为期，并需考虑是否可行及可否量化。以下为服务指标范畴及评估指标项目的建议，需根据服务种类来加以区分。它们可因应服务社区的不同需要和条件而进行适当的调整。

（1）服务表现指标范畴（见表4-20）：

表4-20 SQS院舍的服务表现指标

服务表现指标		住宿服务	职业康复或训练服务	社区服务
产出指标				
甲.	个案工作			
1.	个案数量	√	√	√
2.	制订个人康复计划数量	√	√	√
3.	检讨个人康复计划数量	√	√	√
4.	个案辅导（次数）	√	√	√
乙.	小组工作	√	√	√
丙.	主题性活动（治疗、教育、成长、训练等类别）	√	√	√
成效指标				
1.	服务质量标准	√	√	√
2.	成功离舍率	√	不适用	不适用
3.	职业向上流动率（工作能力提升）	√	√	√
4.	联系至医疗系统	不适用	不适用	√
5.	联系至其他社区服务	不适用	不适用	√

续上表

	服务表现指标	住宿服务	职业康复或训练服务	社区服务
成效指标				
6.	康复者满意度调查（问卷调查/聚焦小组）	√	√	√
7.	自杀率	√	√	√
8.	暴力行为率	√	√	√
9.	病发引致入院及服务终结率	√	√	√

（2）服务表现指标内容：

● 个案数量——社工统计每年服务单位收纳康复者的数量，旨在有效运用服务单位的资源，以满足申请服务人士的需要。

● 制订个人康复计划数量——社工为康复者建立档案以更有系统地提供个案工作，并且根据康复者的需要和个人期望以及社工、工作团队的专业评估，与康复者共同制订个人复康计划的数量。个人康复计划一般于收纳后一个月内订定。

● 检讨个人康复计划数量——为有效跟进个人康复计划是否能如期进行，社工会定期与康复者及相关人士面谈以检讨是否能达到拟定的目标，评估困难及需要提供支援的可行方案。一般情况下，个人康复计划会每6个月举行检讨会议并且为未来6个月拟定新的康复目标，但亦可根据康复者的情况，更紧密地跟进其进展以提供相应的协助。

● 个案辅导（次数）——社工为康复者每年开展面谈的次数，社工会定期面见康复者，了解他们的问题及需要，从而商讨及订立有效的计划目标。

● 小组——小组工作的作用在于帮助康复者加深自我认识，发掘个人潜能，建立正面及积极的人生态度，加强生活技能以及对病患的理解。社工及服务单位的工作团队会就康复者常遇到的问题或需要开展预防、发展、社教活动，如社交或兴趣班组和治疗性小组。参加小组的康复者或家属一般以6～12人为限，并且不少于2个课时。

● 主题性活动——服务单位针对康复者的特定需要，开展一次性或系列的主题活动。具体而言，主题性活动由社工或工作团队举办或组织。此类活动形式包括各类训练，如义工训练、领袖训练、历奇训练等；讲座，如精神心理健康、压力与时间管理等；工作坊，如亲子沟通；参观访问与交流等。出席主题性活动的目标对象人数不少于小组活动的人数，一般情况下为10人或以上。

- 成功离舍率——社工统计每年能完成于住宿单位康复训练并且能成功达致社区独立生活的康复者人数，例如回家与家人共同生活，租住私人房屋及迁往更为独立自主的住宿服务机构等。

- 职业向上流动率（工作能力提升）——服务单位需每年统计康复者于职业训练及工作上能力向上提升的百分比，例如经过人生规划及个人辅导和其他职业课程支援，使其能从在庇护工场工作提升至辅助就业或公开就业，又或是由兼职工作进阶至全职工作等。

- 联系至医疗系统——社区服务单位需统计为康复者转介至医疗系统的年度数据，例如精神科专科为其提供相关的精神状况评估以鉴别病情的严重程度，并且给予合适治疗。

- 联系至其他社区服务——社区服务单位需统计为将康复者转介至其他社会服务或福利机构以及其他支援性服务及社区资源的个案数据，以协助服务使用者获得适切的支援数据。

- 康复者满意度调查（问卷调查/聚焦小组）——服务单位采用实证为本的评估工具，收集每年接受服务的康复者对服务单位所提供的整体服务内容的评分。此外，服务机构亦需订定合适的回应百分比，以显示回应群组具有合适的代表性。

● 自杀率——服务单位记录每年于单位接受康复者当中曾有自杀行为及最终身故的人数及占服务人数的百分比，以反映服务单位在预防自杀方面的措施是否有效。

● 暴力行为率——服务单位记录每年于单位接受康复者当中曾有暴力行为（可包括言语暴力和肢体暴力及其严重程度）的康复者的人数及百分比，以反映服务单位在预防暴力行为方面的措施是否有效。

● 病发引致入院及服务终结率——服务单位记录每年于单位因病情转差而入院最终导致服务终止的康复者百分比，有关数据可反映康复者的精神稳定情况。

第五章 无障碍社会与环境

5.1 无障碍环境和通道设计
——权利及法例

联合国《残疾人权利公约》（以下简称《公约》）自2008年8月31日起，于中华人民共和国（包括香港和澳门特别行政区）生效。《公约》的第9条清楚地指出，残疾人士应享有自由及无障碍地进出所有建筑物，以及使用建筑物内所有设施的权利。

2012年中国颁布实施了《无障碍环境建设条例》并修订了《无障碍设计规范》（以下简称《规范》）。《规范》的实施，进一步规范了中国的无障碍环境建设，加快了中国无障碍环境建设的发展，对于切实保障残疾人、老年人等社会成员参与社会生活的权益具有重要意义。

香港于1995年8月通过了《残疾歧视条例》（以下简称《条例》），其中第25条订明，若建筑物在没有不合情理的困难下，未能提供合适的通道让残疾人士进入一些公众人士能够进入的地方，或拒绝为他们提供适当的设施，均属违法。此外，《条例》第84条亦为新建筑物或现存建筑物的改建或加建的批准订定了清晰的规定。

　　因应《残疾歧视条例》的生效，香港屋宇署于1997年推出了《设计手册：残疾人士使用的通道，1984》的修订版本，并于2008年把该手册修订为《设计手册：畅通无阻的通道，2008》（以下简称《设计手册2008》）。《设计手册2008》详细列出了私人建筑物在新建、改建及加建时所必须遵守及建议遵守的规定。当中必须遵守的设计规定亦已正式纳入《建筑物（规划）规例》内，成为《香港法例》的一部分。《设计手册2008》在需要为残疾人士提供什么设施、如何设计这些设施以及这些设施的适用范围等方面，提供了清晰和严谨的规定，让建筑从业人员能明确地了解如何设计和建造畅通无阻的通道，以便让残疾人士在建筑物内能无障碍地独立行走并获得所需的信息。

　　虽然政府建筑物不受《设计手册2008》规定的约束，但相关的政府机构及部门在兴建及设计建筑物时，亦会参考手册内的规定。此外，不同的政府机构及部门亦以《设计手册2008》为蓝本，为不同的建筑物及设施制定了相应的规定及指引。例如香港建筑署就制定了《畅道通行：良好作业指引》，为政府建筑物及社区设施的无障碍通道设计和建设提供了清晰的指引和相关的参考资料。运输署和香港房屋协会亦因应他们辖下建筑物及设施的不同需要，分别于 2001 年和 2005 年制定了《运输策划及设计手册》和《香港住宅通用设计指南》，为其辖下的工程项目订定了无障碍通道及设施的设计指引和守则。

总括而言，不同的政府部门都以为残疾人建设无障碍社区作为愿景，在制定政策、法例和守则方面，已经因应不同建筑物的特性和需要，做出了相应的调整和修订。

无障碍交通

香港特别行政区政府运输署于 2002 年确立了"无障碍运输"的政策理念及具方向性的五项"更佳策略框架"［香港特区立法会 CB（1）68/03－04（01）文件］，包括：

（1）更畅达的运输服务。

（2）更优良的公共运输基建及设施。

（3）更完善的街道环境。

（4）更妥善的规划标准、指引及程序。

（5）更良好的伙伴关系，使工作及成果更为理想。

香港的陆路公共运输网络主要由铁路、巴士、的士

无障碍社会与环境

和小巴组成。铁路方面,各铁路线每列列车平均都有多于一个多用途空间,每个多用途空间可容纳多于一部轮椅;车厢内均需安装报站系统、闪灯路线图、电子显示板等设施。截至 2014 年 7 月,92% 的地铁站建设了站内斜道且安装了连接地面的升降机,其余 8% 的地铁站亦展开了相关工程的建设。巴士方面,有 75% 的巴士为低地台巴士。在的士方面,共有 80 辆以上可供轮椅上下的无障碍的士,占的士总数的 0.4% 左右。香港特区政府于 2017 年 8 月引入第一批无障碍小巴,可供轮椅上下。目前约有 4 350 辆公共小巴和专线小巴能上下轮椅。现时香港特区政府为合资格的残疾人士和长者提供 2 元港币的乘车优惠(涵盖地铁、巴士和大部分专线小巴路线)。

为填补无障碍公共交通服务之不足,香港特别行政区政府劳工及福利局资助了一间非政府机构运营康复巴士服务,为行动不便人士提供交通服务。2017 年共有 156 辆康复巴士,为行动不便人士提供固定路线、电召、联载及穿梭巴士等四个方面的服务。此外,香港特别行政区政府还通过不同部门,资助不同的非政府机构及法定机构,包括医院管理局、特殊学校及康复服务团体,为长者和残疾人士提供服务。医院管理局委托非政府机构营运"易达巴士",为前往公立医院和诊所复诊的长者提供接载服务。至于出租车辆方面，香港复康会运营的"易达轿车"，则是一项自负盈亏的服务。其通过预约出租车的形式，为行动不便的人士提供无障碍交通服务。除此之外，亦有"钻的"和"星群的士"，方便使用轮椅人士的出行。

在辅助视力损伤人士的设施方面，香港运输署于2004年7月3日正式向公众展示"无障碍运输"标志，用以宣传为残疾人士及长者提供无障碍的公共交通服务。辅助视力损伤人士的设施包括：

（1）在公共运输交汇处及火车站提供附有摸读图案、点字、具良好对比度及发声指示的平面图，协助视力损伤人士了解周围的环境及到达不同设施的路线指引。

（2）在公共运输交汇处及地铁、火车站提供是具好对比度的指示标志，让低视能人士知悉各主要设施及出入口的方向及位置。

（3）在公共通道上铺设具良好对比度的引导径，引领视力损伤人士到达不同的设施，如上下客区、车站出入口、车站内的售票机及入闸机、车站月台等。

（4）在楼梯、扶手电梯及过道处铺设具良好对比度的警告砖。

（5）在楼梯扶手上安装点字指示牌，为视力损伤人士提供所需信息，如月台方向、出入口方向等。

（6）在交通灯上安装发声装置及震重组件，为视力损伤人士及视听力损伤人士提示行人灯号的状态。

（7）在扶手电梯上安装发声装置，为视力损伤人士提示扶手电梯的上下方向。

（8）在地铁/火车站内提供附有点字及发声指示的售票机及增值机。

（9）在地铁/火车站内的出入闸机上安装发声装置，为视力损伤人士读出车资金额及"八达通"余额。

（10）在车站及公共交通工具上提供点字及具良好对比度的指示标志，如车牌号码、行车路线及查询电话等。

（11）在公共交通工具上提供发声报站系统。

5.3 无障碍信息

无障碍网页能让所有人从网络上获得被传递的信息，包括残疾人士。这样不但提高了互联网的普用性，而且还有助于建立一个关怀共融的社会。为了让网页制作者及使用者能对网页有明确和一致的认定准则，万维网联盟（W3C）订立了一套国际标准，以供全世界的网页制作者参考，标准定义分三个级别：A（最低），AA

和AAA级（最高）。其后还于2012年3月发布了最新版本的"无障碍网页内容指引2.0"（WCAG 2.0）AA级别标准，对有关无障碍网页的制作要求进行了修订。

虽然该指引看似复杂，但其实内容十分清晰，很容易理解并被采用以便遵守。指引由四项原则组成，分别为感知（Perceivable）、操作（Operable）、理解（Understandable）及稳健（Robust），包含了12项指引、61项成功准则及多种技术和技巧，其四项原则如图5-1所示。

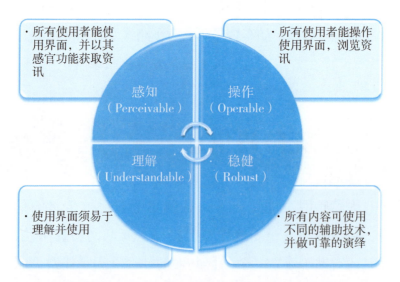

资料来源：http://www.w3.org/TR/UNDERSTANDING-WCAG20/intro.html#introduction-fourprincs-head

图5-1 无障碍网页内容指引2.0（WCAG2.0）的四项原则

总括而言，建立无障碍网页有以下几个要点：

（1）网页能纯以键盘操作。由于视力损伤人士不能使用鼠标，故网页须纯以键盘操作，让他们能使用网站的所有功能。

（2）网页中的所有元素，包括图片、表格、表单、影片等，都需附加注解说明。此外，图像或动画有恰当且清晰的文字标记，让视力损伤人士理解其中内容。例如在填写表单时，视力损伤人士没法使用以图片方式显示的验证码（CAPTCHA）。

（3）文字及文字的影像色彩对比值至少得有4.5∶1。由此可让视力损伤人士易于浏览网站的内容，并使用网站内的所有功能。

（4）避免持续播放背景音乐，并且提供操控键以调整音量。因如持续播放背景音乐，会妨碍视力损伤人士聆听读屏软件的语音报读，使其难于操作。

有关无障碍网页的内容，详情可参阅：

● 万维网联盟"无障碍网页内容指引"2.0版，http://www.w3.org/TR/WCAG20/（只提供英文版）。

● 如何符合WCAG 2.0的准则，http://www.w3.org/WAI/WCAG20/quickref/。

● 了解WCAG 2.0，http://www.w3.org/TR/UNDERSTANDING-WCAG20/。

- 政府资讯科技总监办公室无障碍网页资讯，http://www.ogcio.gov.hk/tc/community/web_accessibility/。

5.4 与视力损伤人士沟通的方法

1. 点字

点字并非国际互通语言，其有中、英、德、法等不同语言的区别，中国大陆及中国台湾和香港地区亦不同。虽然大家都使用一格六点的组合，但所表达的意思是有所不同的。中文点字是用拼音来表达的，每个汉字基本上是由声母、韵母和声调3个符码组成的。

2. 电讯数码录音书籍

电讯数码视力损伤人士图书馆借助智能装置来使用电讯数码系统，让视力损伤人士可以利用电脑及电话热线收听录音书、电子书、杂志、每日报章及其他信息。

3. 口述影像

口述影像是一种专为视力损伤人士而设的口语传播技巧，主要是通过口语描述，把视觉媒介里的影像转换成听觉讯息，目的是借助声音旁述，让视力损伤人士有机会重新接触视觉信息。

5.5 与视力损伤人士沟通的提示

（1）每个视力损伤人士有不同的性格，切勿以单一标签式的态度看待。

（2）先让视力损伤人士知道你要跟他说话，可叫他的名字或轻拍他的肩膀。

（3）如他的听觉正常，可直接与视力损伤人士交谈，毋需由他身旁的人代你转述，也毋需特意提高音量。

（4）毋需因他是视力损伤人士而避免使用"看见"等与视力有关的词句。

（5）主动介绍自己和与你一起的朋友，否则视力损伤人士不会知道你朋友的存在。

（6）离去时，先告诉视力损伤人士，否则他以为你还在现场。

（7）先问视力损伤人士是否需要，才给予帮忙。

（8）在外出行走时，主动向视力损伤人士介绍途经的环境，如街道名称、大厦名称等。

（9）使用具体的形容词来描述方向或距离，例如说他的右边或左边，距离10米等。

（10）通道要保持畅通无阻，门户不应半开半关。

要让视力损伤人士知道家具、杂物改变了位置。

（11）与视力损伤人士同行时让他扶着你的臂膀，让他凭你的动作感觉路面的情况，如平路、上下楼梯等。

（12）协助视力损伤人士坐下时的正确办法是将他的手放在椅背上，让他找到座位，然后坐下。

（13）向视力损伤人士告知位置时，可用时钟方位，例如水杯在你的9点钟位置。

（14）与低视能人士谈话时，他最好位于你与光源之间。

（15）与低视能人士外出时，你最好穿着颜色比较鲜艳一些的衣服，这样他比较容易看到你。

（16）带领低视能人士时，你应在他视力较弱的那一侧。

5.6 导盲犬

（香港导盲犬协会撰文）

导盲犬是一种辅助动物，是受过专业受训，用以提高视力损伤人士活动能力、安全程度并成为他们陪伴者的犬只。导盲犬能协助视力损伤人士判断路面情况，避开障碍物，使环境达至无障碍化。

第五章 无障碍社会与环境

根据香港特区政府统计处2014年12月出版的第62号专题报告书,香港有174 800名视力损伤人士,约占香港人口的2.4%(统计处,2014)。而全球导盲犬学校接获导盲犬训练的申请,约占视力损伤人口的1%。由此估计,香港约有1 700名人士需要导盲犬服务,存在求过于供的情况。根据《香港法例》第487章《残疾歧视条例》,任何人士如拒绝视力损伤人士携同导盲犬(包括正在和视力损伤人士接受引路训练的导盲犬)进入容许公众人士进入的场所,或拒绝向他提供服务或设施,则可能被视为触犯《残疾歧视条例》。平等机会委员会曾于2014年7月发出歧视条例检讨公众咨询文件,建议加入条文,明确保障残疾人不会因其辅助动物而受到歧视。①

5.6.1 导盲犬的历史发展

1. 起源

导盲犬的起源要追溯至17—18世纪。1780年,一间位于巴黎的失明者医院,首次尝试系统地训练犬只以

---

① 平等机会委员会公众咨询文件,http://www.eocdlr.org.hk/downloads/dir-fulldoc_tc.pdf? f=s&c=white

帮助视力损伤人士。1819年，维也纳一间视力损伤的学校创办人Johann Wilhelm Klein，于其书中提出了导盲犬的概念及训练方法。而较广为人知的是，在第一次世界大战期间，有数千名士兵受毒气等影响而致盲。随即，一位德国医生提出并训练犬只以帮助视力损伤士兵，更于1916年在德国欧登堡开办了世界第一间导盲犬学校。[①]

2. 国际导盲犬联盟

国际导盲犬联盟（International Guide Dog Federation，IGDF）于1989成立，目前于世界各地已有超过89家会员机构。国际导盲犬联盟除了联系各地导盲犬机构，促进知识交流之外，亦为导盲犬训练制定标准，以促进现有或新成立的导盲犬学校提升其服务质量。

3. 香港导盲犬使用现状

2011年，4只由国际认可的导盲犬学校训练出来的导盲犬，经由"四人四狗导盲犬使用者培训先导计划"引入香港。有关计划由心光盲人院暨学校和香港盲人辅导会合办，由余兆麒医疗基金提供资金支持，并得到本港首间导盲犬机构——香港导盲犬协会全力支援。计划

---

① 国际导盲犬联盟，http://www.igdf.org.uk/about-us/facts-and-figures/history-of-guide-dogs/.

邀得国际知名导盲犬专家 Ian Cox 成为顾问，亦得到美国导盲犬学校 Guiding Eyes for the Blind 提供的 4 只导盲犬及相关服务，首次让 4 位视力损伤人士于当地获配对导盲犬只回港使用。截至 2014 年年底，协会已有 6 只已完成配对的导盲犬和 8 只处于寄养及训练初期的导盲幼犬。

5.6.2 导盲犬的特质与职责

考虑到性格、气候等因素，本港导盲犬犬种以拉布拉多及此犬种与金毛寻回犬的混种为主。这些犬种拥有温顺、热爱工作的良好习性。此外，导盲犬的上 4～7 代也须为导盲犬，以确保其血统在性格与健康方面皆属优良，没有受到不良遗传因素的影响。

导盲犬的职责是根据视力损伤使用者发出的指令而领路，沿途带领使用者安全地绕过障碍物（包括头顶上的悬挂障碍物，如树枝）。然而，导盲犬亦会学习"有智慧地不顺从"。换句话说，它们会拒绝执行不安全的指令（例如当车辆正迎面而来时，它们会拒绝服从"前行"的指令）。导盲犬于工作中能避开令它分心的事物，例如猫只。此外，导盲犬亦能替使用者找寻空的座位。

然而，导盲犬不能如计程车般，带领使用者到新的位置。它们亦不能够辨认交通信号。当主人受到攻击时,导盲犬亦不能保护使用者或攻击敌人。因为这些行为都与其性格、工作目的或训练不相符。

通过每天带领使用者,导盲犬的职责在于让视力损伤人士行动更安全、更迅捷,赋予视力损伤人士更独立、更自由、更自信和更有尊严的生活方式。在促使他们主动接触社会的同时,导盲犬还可以成为视力损伤人士的心灵伴侣。

5.6.3 导盲犬与使用者的训练

导盲犬的训练,主要采用正面鼓励的方法,例如利用食物和表扬,以物质和语言表达对犬只的鼓励,借此建立它的积极性和信心,以将其培养为一只乐于工作的导盲犬。正面鼓励的方法力求让幼犬成功,并避免它们犯错。在更高级的训练阶段,当犬只犯错时,导师会以语言和颈圈作为提示,以修正至预期的反应,然后再加以奖励。

成功完成领路训练并合格的导盲犬,会进一步与合资格的导盲犬申请者进行配对。配对程序是要保证单个犬只的素质(例如性格、体型、行走速度等),能符合相应申请人士的要求。准确地配对,可确保成功的训练，并最终形成一个既长远又成功的导盲犬团队。

导盲犬申请者必须承担其中的一些责任，包括完成一项为期3～4周的全面训练，方可得到一只导盲犬。在香港，大部分的小组训练会在服务对象的家中进行。

小组训练包括利用一连串的指令、动作及身体姿势作出指示，以练习与导盲犬的沟通及互相配合。训练时所使用的路线包括宁静至非常繁忙的环境，并包括公共交通、升降机和自动扶手电梯。在一般情况下，每天约需完成两条街道路线的训练，再配以服从和社交训练环节。在训练期间，导师亦会教导服务对象日常如何照顾其犬只及有关犬只的福祉。

5.6.4 香港导盲犬服务概况

香港目前有两间机构提供导盲犬服务，包括香港导盲犬协会及香港导盲犬服务中心。两间机构皆已注册成为免税慈善团体。有需要的视力损伤人士可直接向有关机构提出申请。

1. 寄养家庭计划

有关机构会寻找合适的寄养家庭协助培养新的导盲犬。此计划由寄养家庭督导员负责，一般覆盖导盲幼犬8～14个月的成长阶段。寄养家庭计划的目的是让幼犬能适应将来成为导盲犬后所要面对的任何环境。包括让幼犬习惯与人类相处；不理会任何使它分心的事物；乘坐不同类型的公共交通工具等。所有幼犬训练都得采用正面鼓励的方法。

2. 跟进服务

导盲犬机构为正式使用导盲犬的毕业生提供终身支援服务。这包括通过电话或电邮联络导盲犬导师，查询关于与导盲犬配合或生活方面的问题；跟进家访，确保导盲犬维持其应有的安全性及工作能力；有需要时的紧急探访跟进；等等。

3. 导盲犬医疗支援基金

香港导盲犬协会已成立导盲犬医疗支援基金，其毕业之每一导盲犬小组（即一犬和一使用者），每年可获最多4 000港元的津贴，用于兽医治疗和药物资助。

4. 教育与倡导

香港导盲犬协会不时在幼儿园至大学举办导盲犬教育讲座，让学生认识并接受导盲犬成为香港的一分子。协会亦于不同的机构进行员工训练，让企业、政府部门、商场、酒店等的前线员工及管理层都了解导盲犬的特性，以期优化其相关的无障碍指引。而通过与视力损伤机构建立良好关系，亦让潜在服务使用者能得到有用的信息，以便使其考虑是否申请使用导盲犬作为其行动方式。

5. 导盲犬专才训练

香港导盲犬协会通过公开招募，聘得两位见习导盲犬指导员，并保送至英国历史悠久的导盲犬训练学校接受专业而严格的训练和考核，并于最后一年（分别于2015年末及2016年初）回港，并接受协会拥有40年经验的培训总监进行进一步的本地训练。随着本地导盲犬训练的渐趋成熟，有关人才的训练将按发展需要及资源而采用本地保送至海外或本土训练两种方式持续进行。

5.6.5 对导盲犬使用者的态度

对导盲犬使用者的态度，可概括为"三不一问"，其中"三不"包括：

（1）不拒绝导盲犬进出公共场所及搭乘公共交通工具。

（2）不要干扰或触摸正在工作中的导盲犬。

（3）不要以食物吸引或喂食导盲犬。

而"一问"则是指当看到导盲犬使用者于环境中犹豫或徘徊时，主动询问需要协助与否。

资料来源：

（1）香港导盲犬协会，www. guidedogs. org. hk。

（2）International Guide Dog Federation，www. igdf. org. uk。

（3）政府统计署。

（4）劳工及福利局。

（5）平等机会委员会。

5.7 艺术通达服务

（香港展能艺术会撰文）

人人生而不同，在艺术欣赏方面，同样是不同的人有不同的特定需要，只要主办单位能提供适切的安排及艺术通达服务，不论是以什么方式接受信息的人士，都同样可以欣赏及穿梭于艺术的世界，通达无阻。

艺术通达服务的首要条件，当然是硬件设施的配套，即斜道、引路径、扶手、电梯、通达洗手间、足够的照明等，这些于建设时已须考虑及安装的设施。由于这些内容在其他章节已经提及，故在此不予重复。唯必须注意，在临时场地设置展览时，必须留意作品的高度、通道的宽度、标示的清晰度等。此外，亦应考虑交通设施的通达程度以及附近食肆或商店的通达情况。

硬件的配套主要是为了让观众便捷地到达文化艺术场地以及在场地附近的走动和参观，但用以支撑观众直接接收艺术作品的视觉/听觉信息，则有赖软件的配套，即本部分所集中论述的艺术通达服务。相关内容可简单介绍如下。

5.7.1 口述影像

口述影像是把"看见"的事物"说"出来，亦即把视觉信息翻译成语言或文字的服务，通过系统的描述，让视力损伤人士能自行建构眼前的图像或画面。

1. 服务对象

（1）视力损伤人士。

（2）长者。

2. 服务形式

（1）展览场地描述——预先为展览场地的安排及作品展示方式写好口述影像稿，并录制成录音带，于展览期间播放。亦可配合触感地图使用。

（2）展览通达导赏团——于导赏期间加入现场口述影像员，由口述影像员先描述作品，再由导赏员讲解导赏内容。

（3）展览作品描述——预先为作品写好口述影像稿，并录制成录音带，于展览期间播放。亦可配合触感图使用。

（4）表演节目/电影/录像描述——于演出期间，由现场口述影像员借助一个发送仪器，在对白与对白之间，对舞台或画面上重要的视觉信息，包括演员的动作、灯光的变化等进行描述，让观众借助一个像小型收音机一样的接收器聆听。

5.7.2 触感图/触感地图/触感版本

触感图及触感地图可以利用热感纸及热感机制作。预先按照作品或场地设计成一个简化的线条图案/地图，印在热感纸上，在经过热感机后，黑色的部分会凸起，从而使观众可以通过触感来理解图像/地形。触感版本则是利用不同的物料，把作品重新呈现，以传递作品在视觉上造成的质感，例如作品中描画树干上的树皮，可以雪糕棍代表，花瓣则可以碎布代表等。

1. 服务对象

（1）视力损伤人士。

（2）自闭症人士。

（3）智力残疾人士。

（4）长者。

（5）儿童。

2. 服务形式

（1）展览场地及布置触感地图——把展览场地的布置制作成触感地图，装裱好后放于接待处供参观者借用。

（2）展览作品触感图或触感版本——为精选作品制作触感图或触感版本，直接放置于作品旁边供所有参观者触摸（建议配合口述影像）；为精选作品制作触感图，编制成小册子，于接待处供参观者借用（建议配合口述影像）。

5.7.3 手语传译/剧场视形传译

香港的手语传译及剧场视形传译是把口语（粤语、英语等）翻译成手语（各处手语不同，需要按地区安排合适的传译员），让听力损伤人士可以知道演讲者/演员的语言内容以及其他声音信息。剧场视形传译是手语传译的艺术提升，主要用于节目表演之中，如话剧、歌剧、诗歌会、演唱会等，传译员除了传译内容以外，还需要以身体的形态表达不同角色的情感。表达不仅要具有表演性，而且应倾向于图像式及意境式的演绎。手语传译则用于一般演讲、讲话、典礼等，一般较为正式，以传递内容信息为主。

1. 服务对象

（1）听力损伤人士。

（2）手语使用者。

2. 服务形式

（1）演讲、讲话、典礼等——手语传译员站在发言人身旁，依据演说/发表内容传译。

（2）话剧、歌剧、诗歌会、演唱会等——2～3名剧场视形传译员在舞台上的左方或右方边缘，一人分饰多角地以身体及手语演绎演员的对白/歌词，在适当的时候示意听力损伤观众留意舞台。剧场视形传译员一般需要出席表演的彩排，并需要背熟剧本，这跟一般的一边听一边译的同声传译方式有所差别。此外，表演单位还需为剧场视形传译员安排灯光。

5.7.4 通达字幕

通达字幕是把口语（粤语、英语等）翻译成文字（必须为书面语），让听力损伤人士可以明白语言的内容和接收声音的信息，其与一般字幕的区别为于说话之前加注了说话人的称谓，并加插了描述声音效果及音乐的文字（如轻快音乐持续等）。

1. 服务对象

（1）听力损伤人士。

（2）长者。

2. 服务形式

表演节目、电影、录像、演说、发表、典礼等，以字幕板把预先编辑好的通达字幕按说话内容显示出来。

5.7.5 简易图文版

把冗长和以设计为主的文字信息，转化成简洁的图像版，辅以简单易懂的文字，让信息更通达无阻。

1. 服务对象

（1）智力残疾人士。

（2）自闭症人士。

（3）认知障碍人士。

2. 服务形式

各类艺文节目宣传单张，把一般单张的文宣内容分部写成简单句子，每句尽量不多于 10 个字，每句配以图像以说明或示范，编印成册，于派发一般宣传单张的同时一同派发，供用户选择。此外，建议提供前往节目场地的简易图文版，逐步介绍路线。

事实上，艺术通达服务是多样化的，以上只是罗列了一般常用的服务，各艺文主办机构可以根据其节目的艺术性及呈现方式，进行度身订制的安排。如欲知道更多关于艺术通达服务的情况，又或安排培训及顾问服务，可浏览香港展能艺术会赛马会艺术通达服务中心网页：http://www.jcaasc.hk。

参考文献

[1] 联合国. 残疾人权利公约 [R]. 2006–12–13.

[2] 联合国亚洲及太平洋经济社会委员会. 亚洲及太平洋残疾人"切实享有权利"仁川战略 [R]. 2014–8.

[3] 亚洲及太平洋经济社会委员会. 审议"为亚洲及太平洋残疾人努力缔造一个包容、无障碍和以权利为本的社会区域行动纲要" [R]. 2002–10–25–28.

[4] 邱卓英,韩纪斌,李沁燚,陈迪. 学习应用ICF和《社区康复指南》促进中国社区康复发展 [J]. 中国康复理论与实践,2014(9).

[5] 中国残疾人联合会. 中国残疾人实用评定标准 [R/OL]. http://big5.gov.cn/gate/big5/www.gov.cn/ztzl/gacjr/content_459939.htm.

[6] 扶贫委员会. 2013年香港残疾人士贫穷情况报告

［R/OL］. 香港特别行政区政府，2014.

［7］ 香港统计处. 第62号专题报告书［R］. 香港特别行政区政府，2014.

［8］ 邱卓英. 国际功能、残疾和健康分类研究总论［J］. 中国康复理论与实践，2003（1）.

［9］ WHO. Towards a Common Language for Functioning, Disability and Health：ICF［R］，2002.

［10］ 伤健协会. 认识伤残人士［R］，2013.

［11］ 郑雄飞. 残疾理念发展及残疾模式的剖析与整合［J］. 新疆社科论坛，2009.

［12］ 曲相霏.《残疾人权利公约》与中国的残疾模式转换［J］，学习与探索，2013.

［13］ 香港特区政府. 2007年香港康复计划方案［R/OL］，2007.

［14］ 世界卫生组织. 残疾评定量表［R］.

［15］ 蔡远宁，杨德华. 香港弱智成人回顾服务及展望［M］. 香港：中华书局，1997.

［16］ 李楚翘，钱文红，许卢万珍，刘丹娜. 活出真我：智力残疾人士优质生活服务文集［G］. 香港：圣雅各福群会复康部，香港理工大学应用社会科学系，2002.

［17］ 何芝君，麦萍施. 本质与典范：社会工作的反思

[M]．香港：八方文化创作室，2005．

[18] 李楚翘．"正常化"——康复工作之原则，十分真十分心——香港弱智服务文集[M]．香港：伊利沙白女皇弱智人士基金，1991．

[19] 李敬，程为敏．透视自闭症：本土家庭实证研究与海外经验[M]．香港：研究出版社，2011．

[20] 蔡南凤，刘润德，何佩莲．廿一世纪康复服务新趋势：支持系统的发展，我们走过的路（卷二）[M]．香港：匡智翠林晨岗学校，2004．

[21] 黄敬岁．实践生活质素概念——为弱智人士的生活带来转变[J]．香港弱智人士家长联会毅行者小区教育中心通讯，1999（12）．

[22] Rees，S．认识及应用"赋权"发展障碍的人及其家人[M]．香港弱智成人回顾服务及展望．香港：中华书局，2000．

[23] 赵雨龙，黄昌荣，赵维生．充权：新社会工作视界[M]．香港：五南出版社，2011．

[24] 曾华源．充权观点与专业伦理[EB/OL]．http://www.kaixin001.com/repaste/41073187_3292304144.html 24/4/2015．

[25] 香港社会福利署网页，www.swd.gov.hk．

[26] 香港平等机会委员会网页，www.eoc.org.hk．

[27] 香港劳工福行局网页，www.lwb.gov.hk.

[28] 香港社会服务联会网页，www.hkcss.org.hk.

[29] 黄哲. 香港社会工作发展与历程 [J]. 云南民族大学学报，Vol.26 (6).

[30] 乜琪. 慈善救助与政府救助的衔接：国际经验与中国实践 [J]. 学习与实践，2013 (3).

[31] 吕新萍. 院舍照顾还是社区照顾：中国养老模式的可能取向探讨 [J]. 人口与经济，2005 (3).

[32] 湖南省花垣县人民政府网. 什么是社区康复 [EB/OL]，2013-10-11.

[33] 吴春容. 社区康复的基本知识 [J]. 中国康复理论与实践，2002 (2).

[34] O'Hagan, K. Social Work Competence：An Historical Perspective [G]//K O'Hagan (ed). Competence in Social Work Practice：A Practical Guide for Professionals. London：Jessica Kingsley，1996：1-24.

[35] Vass, A. Introduction：the Quest for Quality [G]//Antony A. Vass. Social Work Competence：Core Knowledge, Value and Skills. London：Sage Publication, 1996.

[36] 李楚翘. 社区康复——康复之新里程 [G]//蔡远宁，杨德华. 香港弱智成人服务：回顾与展望，

香港：香港中华书局，1997.

[37] 江绍康. 康复社会工作［G］//周永新. 社会工作新论. 香港：香港商务印书馆，1994：216.

[38] 甘炳光，梁祖彬，陈丽云，林香生，胡文龙，冯国坚，黄文泰. 社区工作理论与实践［M］. 香港：香港中文大学出版社，1998.

[39] 苏景辉. 社区工作与实务［M］. 台北：台北市巨流图书有限公司，2003.

[40] 王思斌. 社会工作概论［M］. 北京：高等教育出版社，1999：249.

[41] 张茂荣. 社工专业服务——身心障碍福利机构社工员职责与角色［EB/OL］. www. hwwtc. mohw. gov. tw/att. php？uid＝4164，2002.

[42] 周永新. 社会工作的哲理基础［G］//周永新. 社会工作学新论. 香港：商务印书馆，1994：8－9.

[43] 香港伤健协会. 伤健共融的理论［G/OL］//共融角度多面体研讨会，2012年讲者文集暨伤健共融活动教材. http：//www. hkedcity. net/sen/pd/basic/page＿5264d8 d625 b7192d24000000，2013－11－13.

[44] 社会福利署. 服务质素标准［R/OL］. http：//www. swd. gov. hk/tc/index/site＿ngo/page＿servi-

ceper/sub_serviceper/id_servicequa/, 2014.

［45］社会福利署. 服务质素标准及准则［R/OL］. http://www.swd.gov.hk/doc/ngo/1-SQS.pdf, 2014.

［46］香港特区政府. 残疾歧视条例［R/OL］. http://www.eoc.org.hk/eoc/graphicsfolder/showcontent.aspx?content=ordinance_ddo.

［47］联合国. 残疾人权利公约［R/OL］. http://www.lwb.gov.hk/UNCRPD/Publications/22072008_c.pdf.

［48］香港特区政府. 设计手册：畅通无阻的通道2008［R/OL］. http://wwwbd.gov.hk/chineseT/documents/code/c_bfa2008.htm.

［49］香港特区政府. 畅道通行：良好作业指引［R/OL］. http://archsd.gov.hk/archsd/html/ua-chinese/index.html.

［50］香港特区政府. 香港住宅通用设计指南［R/OL］. http://hkhs.com/chi/info/udg.asp.

编后语

李永伟　社会服务发展研究中心总干事

　　社会服务发展研究中心（简称"社研"）作为中国内地与中国香港特别行政区两地社工经验交流和传承的重要平台，一直不遗余力地推动香港特别行政区和中国内地社会福利及社会工作的发展。在"社研"的统筹下，6家香港社会服务机构给予了大力支持，并积极参与献计献策，他们无私地将康复领域的实务经验撰写出来，与内地的社会服务机构分享。

　　"康复社会工作实务系列"丛书堪称集各家之所长，是康复工作经验的心血结晶，其最显著的特色是，强调社工在康复工作中的角色和定位。通过专题分享和介绍6大康复服务工作领域，让内地社工及当地社福机构能一窥康复服务在香港发展的硕果，也借此促进内地康复服务本土化的发展，并使两地交换彼此的心得经验，以扩阔视野和理念。

内地康复服务近年在各方面都有高速发展，内地和香港面对的同样挑战是康复专业人士——从社工到各类治疗师的培训。为推动及加强内地前线经验较浅的员工培训，我们期望通过该手册中集结的宝贵经验，与全国其他省市的社工人士及社会服务机构分享，让他们逐步了解社会工作实务的方向，清晰开展服务的目标，并在理论和实践层面都得到指引，从而丰富基础知识和提升实践能力。最重要的是，让其明白在进行服务设计及开展工作的过程中，为什么这么做、何时做及如何做这三个关键性的问题。

随着服务推进和经验积累，我热切期望有越来越多的香港机构和同工，加入经验汇编的行列，以促使内地社工队伍不断成长壮大，同时也让社工实务经验可以薪火相传。这套实务手册是康复服务经验集结的首次尝试，当中或有错漏抑或有待完善之处，我们愿意聆听各类反馈意见，继续丰富和汇编相关经验，面向全国的社福机构继续推广，以满足内地社会服务发展的需要。

社会服务发展研究中心简介

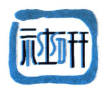

一、"社研"背景

社会服务发展研究中心（下称"社研"）是香港注册非牟利服务机构，"社研"是由一群从事社会福利服务工作的社会工作者及主管发起，并在1998年成立。秉持"以人为本"的信念，"社研"一直致力于促进香港和内地社会福利及社会工作的发展。"社研"自2007年开始在深圳启动"先行先试"的社工专业督导计划，现时曾接受"社研"香港督导及顾问培训的学员遍布全国。2011年"社研青年议会"成立，以"燃亮两地社工情"为使命，承先启后，继往开来。同时"社研"亦于2013年在广州市番禺区注册成为社工机构，积极在各方面支持内地社工的专业发展。

二、"社研"工作

1. 内地社会工作专业发展

由2007年开始,"社研"积极配合国家的社工发展工作。由"盐田计划"及"深圳计划"开始,再有及后的"东莞计划""广州计划"等,都是社会服务发展研究中心与内地合作的计划。通过这些香港内地之间的合作,让内地可参考香港当年建立社会工作制度的宝贵经验、现时成熟的社会工作制度,以及借助多位经验丰富的资深本地社工的力量,帮助内地更有效地发展具有内地特色的社会工作制度。在"社研"与其他协办机构合作下,已派出诸多资深社工督导赴深圳市各区为社工开展督导工作,以协助内地发展社工本土化事宜。

2. 培训

为促进香港与内地的社会福利服务交流、协助两地社会服务机构发展人力资源,提升业界的服务质量,"社研"积极举办各项专业培训课程、研讨会和分享会,亦与两地不同的机构鼎力合作,举行大型研讨会议,让业界能交流彼此经验,掌握最新发展信息;亦能就业界关注的议题进行深入的探讨,以扩阔彼此的视野和理念。

3. 调查研究

除了促进香港与内地的沟通和交流外,"社研"亦致力进行各项有关本港与内地两地社会的研究调查，为两地政府、决策者和业界提供最新的社会动向和民意，旨在使政策制定得宜，符合社会实际情况和需求。

4. 交流

社会服务发展研究中心自1998年成立以来，举办了多次两地的交流考察活动，考察社会福利服务及交流当地风土民情，促进内地与香港两地的相向交流、认识、了解、相互学习和借鉴，在促进共融与进步的同时，增强了进一步合作，发展了两地的社会福利服务。

5. 推动香港业界发展

为凝聚社福界力量，关怀弱势社群生活素质，替社工争取权益，加强推动内地和香港社会福利及社会工作的发展，为构建两地和谐社会做出贡献，"社研"于2011年正式成立"社言港心"工作小组。通过举办不同活动，就社福发展及民生议题直接向政府有关官员表达意见。

6. 协助内地单位来港交流考察

"社研"协助内地不同单位到香港考察社会福利制度及社工发展，以加促内地推展社工服务的步伐。当中亦通过与香港同工的互相讨论和经验分享，提高了两地人员的共识和视野，加强了两地的交流合作。

社会服务发展研究中心总办事处

电话：（852）2817 6033

传真：（852）2816 0677

电邮：issd@ socialservice. org. hk

QQ：2755389992

扶康会简介

扶康会是本港注册的非年利康复机构,现时共有43个服务单位及3所社企餐厅,为将近3 700位残疾人士提供服务,其中包括智力残疾人士、自闭症人士、精神康复者及肢体残疾人士。为协助他们发挥潜能及积极融入社会,扶康会不断创新,推出各种适切服务,当中包括先后为智力残疾人士创办临时住宿服务、家居训练、护理院舍及日间训练中心延展照顾服务等。

扶康会自1977年提供服务至今,一直重视残疾人士及其家人的需求。除提供政府资助的服务外,扶康会更自行募集经费开展其他先导服务,以实际行动回应服务对象的需要,服务包括:设立4间"扶康家庭",为智力残疾人士建立属于自己的家;推展"香港最佳老友运动",成为全球性Best Buddies运动的一分子,为数以百计的社区人士与智力残疾人士建立"一对一"的友谊;开设"牵蝶中心",为自闭症及发展障碍人士提供专门训练及评估服务。2015年更成立了"牵蝶康儿中心",为有特殊需要人士及其家庭提供个人、小组及"家庭为本"的服务。

未来，扶康会将继续坚守"以求为导"的精神，紧随时代步伐，提供各类适切的服务以满足残疾人士及其家庭的需要。

协康会简介

协康会创立于1963年，是香港最具规模的儿童教育及复康机构之一。本会致力为不同潜质的儿童及青年提供专业评估、辅导及训练，让他们尽展所能，并支援其家庭建立积极人生，缔造平等融合的社会。协康会目前有600人的专业团队，包括心理学家、治疗师、老师、护士和社工，通过直属40多个服务单位，到校支援主流中小学和幼稚园，每年服务超过10 000个家庭。本会积极推出崭新服务，同时研发"实证为本"的训练模式，通过出版、研究和培训，推动大中华区融合教育及康复服务的发展。本会包含下述机构的主要服务。

一、早期教育及训练中心

为初生至6岁发展上有障碍的幼儿提供每星期1～2次的早期教育及训练服务，并协助家长掌握有关照顾和启发幼儿的技巧，让幼儿在愉快的环境里健康成长。

二、特殊幼儿中心

透过每星期5天全日制的密集式专业训练和照顾，协助有中度及严重特殊需要的儿童尽展潜能，为他们未来的学习和发展奠定良好基础。

三、幼儿园

康苗幼儿园为智能正常的儿童提供优质的学前教育，让他们健康愉快地成长，在人生的学习过程中迈出成功的第一步。幼儿园附设兼收位给有轻度学习困难的儿童。

四、家长资源中心

本会于1990年率先成立全港首间家长资源中心，为有需要的家庭提供多元化及全面的服务。现有6间家长资源中心，设有资源及玩具图书馆供会员免费借用，又提供家长咨询服务、支援小组、社交及康乐活动、儿童训练和社区教育活动等，并设有家长会及"爸爸俱乐部"，鼓励爸爸的积极参与。

五、"青葱计划"

为初生至中学阶段有特殊需要儿童及青少年提供多

元化的专业支援服务，为家长在政府和私营服务以外，提供一个优质的服务选择。计划不受政府资助，以自负盈亏模式运作。

六、到校专业支援服务

专业团队为全港幼稚园、小学、中学及特殊学校内有特殊需要的学生提供到校评估、训练和治疗，并通过家长讲座及辅导、教师培训和学校支援工作，全方位协助学童融入校园生活，健康成长。

七、研究及出版

致力研究及开发"实证为本"的训练模式，并把在教育和康复服务领域累积多年的经验及有关成果，通过出版书籍及制作电子教材，与业界分享，借以提升学前教育及康复服务的整体质量。

八、自闭症青年成长及职训服务

通过"星亮计划"及星亮资源中心，为高能力自闭症青年融入主流社会就业提供全面支援，包括举办一系列课程及训练，提升学员的职场技巧和独立能力，助他们发挥所长。

九、APED 专业教育及发展学会

自 2005 年起，本会举办了逾百个专业培训课程，帮助数以千计的教师和家长了解有特殊需要儿童的特性，以及掌握教导相关儿童的培育技巧，口碑载道。为优化和整合教学资源，本会于 2014 年 9 月成立"专业教育及发展学会"（APED），向家长及同业提供更有系统、更全面的进修途径。课程涵盖儿童成长里程、育儿锦囊、不同发展障碍的训练策略等，均由本会专业团队设计及讲授。另外，本会与香港公开大学合办多个幼儿特殊教育课程，供幼儿工作者及家长参加。

十、为大中华地区培训康复人才

本会在竭力提供服务之余，更以广传专业知识和经验为己任，务求香港以至大中华地区内有特殊需要的儿童、家庭和同工都得到所需的支援和帮助。当中尤以内地对儿童康复师资培训的需求最为迫切，本会应不同官方及民办机构邀请，派专业治疗师及资深导师前赴内地各省市，为当地儿童康复机构、医院、学校等领导及专业技术人士提供短期培训，范围涵盖发展迟缓、自闭症儿童评估和结构化教学法、乐在地板时间、感觉讯息处理与感觉统合、小肌肉发展、感知动作训练、社区适应训练等主题。本会还定期与中国内地、台湾地区及澳门特区的有关机构进行交流，并为当地同业和家长举办专业培训活动，致力促进"两岸四地"间教育及康复服务的发展。

本会每年两次于 5 月及 11 月举办香港实习培训课程，让内地老师和专业人员有机会到本会辖下儿童训练中心实地进行为期 1～2 星期的实习，就儿童发展评估、自闭症、语言发展、感知训练等专题进行深入研习并观摩香港的课程设计和课堂管理以及各种训练方法的实际操作。

大中华培训课程查询：协康会总办事处

电话：(852) 2776 3111

传真：(852) 2776 1837

电邮：info@heephong.org

香港盲人辅导会简介

香港盲人辅导会成立于1956年，一向秉承着"提供服务及机会以促进香港视力损伤人士平等参与"的使命，致力为香港视力损伤人士提供广泛而全面之康复及职业训练、教育支援、就业辅导、点字及录音读物制作、辅助仪器咨询服务、资讯科技应用、眼科及低视能服务、多重残疾视力损伤人士康复、视力损伤长者院舍服务及无障碍设施咨询服务等，协助视力损伤人士独立生活，融入社会。

香港盲人辅导会有机会参与编辑及撰写《康复社会工作实务手册》之视力损伤康复服务工作分册，归纳香港及本会视力损伤服务的经验及手法，与中国内地社会服务从业人员交流及分享，促进专业发展，提升视力损伤人士生活质量，推动平等参与，发展社会服务，不仅深感荣幸，而且备感责任重大。

香港复康会简介

香港复康会（下称"本会"）于1959年成立，是香港特别行政区政府认可之注册慈善团体。本会会徽以火凤凰"浴火重生"为精神，预示残疾人士能从残疾中重建新生，也表达本会的精神——朝气蓬勃、有承担、有远见。我们致力为残疾人士、慢性病患者和长者提供服务，提升他们的生活质量，并倡议社会共融。

香港复康会默默耕耘超过半世纪，在康复界一直扮演先行者角色，从早年专注肢体残疾的医疗康复到今天积极推动肢体残疾人士和慢性病患者的社区康复、用者充权和病人自助互助，与不同的机构伙伴携手，倡议关爱和共融社会，造福香港及内地的残疾朋友。

为推动残疾人士就业，香港复康会除了提供职业康复和再培训服务，更早于20世纪90年代初成立社会企业，以促进残疾人士就业为目标。目前，香港复康会社会企业的业务包含有零售、无障碍交通运输及旅游、网上销售和邮件处理业务等。

倡议无障碍交通和环境是香港复康会的使命之一，虽然经历了半个世纪一代又一代的"复康会人"的努力，无障碍交通有了不少的改进，但随着社会不断演进，残疾人对无障碍交通服务的需求非常殷切。目前，香港复康会在本港提供的无障碍交通服务项目包括复康巴士、易达巴士和易达轿车，每年接载超逾100万人次，深获用者爱戴。

香港复康会持续照顾服务的特点是结合康复治疗于安老养老服务，我们深信长者无论身体健康状况是怎样的，都希望有参与活动和康复训练的权利和需要。我们的服务宗旨是帮助长者"老有所养"和"老有所乐"，让他们活跃起来。

香港复康会于2000年起在深圳盐田"先行先试"，筹建和营运"颐康院"，推动优质跨境养老，是内地首家获香港老年学会"香港安老院舍评审计划"国际认证，成绩获充分肯定，且是有关计划亦获两地政府支持的机构。

香港复康会于1986年获世界卫生组织指定为亚太区康复协作中心。在过去的30年里在内地开展培训工作，已为内地培训出超过30 000名的康复专才，为国家和有需要的残疾人服务。

香港复康会是香港社会服务联会、香港复康联会及香港公益金成员机构。

有关香港复康会的详细介绍可浏览网页：

http://www.rehabsociety.org.hk。

联络电话：(852) 2534 3300

传　　真：(852) 2855 1947

电　　邮：hksr@rehabsociety.org.hk

新生精神康复会简介

新生精神康复会（下称"新生会"）成立于1965年，是专注发展精神健康服务的非政府社会服务机构。"新生会"通过专业服务、社会企业、推动互助及家属支援，致力为精神病康复者争取平等机会，协助他们改善生活质量，以达至全面融入社会之目的。"新生会"属下设有超过65个服务单位/工作项目，每年服务逾18 000人。为推动社会共融及支持精神病康复者自力更生，"新生会"自1994年开始率先发展不同形式的社会企业，提供实地培训及就业机会。现时属下共有21项社会企业，业务包括零售、餐饮、生态旅游、清洁服务、物业管理及直接销售等。"新生会"辖下的赛马会新生精神康复学院更积极筹办专业课程，为从事精神健康工作的同工提供专门训练。

"新生会"自2009年起推动发展"复元为本"的服务，通过成立复元事工小组、融合训练、研究与实践，有效地在服务单位推动复元模式，让精神病康复者重新认识自己、建立正面自我形象、成为复元历程的中心及重建有意义生活的康复过程。此外，"新生会"亦多次举办研讨会,推动香港精神康复服务的转型,在医疗团队、家人、朋辈及公众的尊重和支持下,康复者能享有全面发展的机会,选择自己的生活目标,活出超脱病患以外的有希望的人生。

新生精神康复会网页:http://www.nlpra.org.hk.
联系电话:(852)2332 4343
传　　真:(852)2770 9345
电　　邮:ho@hlpra.org.hk

香港聋人福利促进会简介

香港聋人福利促进会（下称"本会"）乃非牟利机构，于 1968 年成立，旨在促进听力损伤人士福利及协助他们在社会中获得与任何人士同等的服务。本会的理想，一直是希望为听力损伤人士提供全面及最高专业水平的服务，让他们自我实现和融入社会。同时，本会持续为听力损伤人士争取公平的待遇和权益，为他们的福祉而努力。现时，本会于全港设有 9 个服务点，包括总办事处、5 间服务中心、2 间幼儿中心及 1 间社会企业项目——西贡"聪鸣茶座"，以提供全面及最高专业水平的服务。

一、教育

本会特别为听力损伤学生而设的学前教育服务包括：特殊幼儿中心、早期教育及训练中心。本会致力以"综合沟通法（Total Communication）"训练幼儿，结合唇读、口语、手语、笔谈等多种沟通方法，按个别需要以最适合他们的形式进行教学，提升他们的学习效益。

本会于1992年创立全港首间专为有听力损伤子女家庭而设的家长资源中心，通过不同课程及活动协助父母教育子女，建立良好的亲子关系，发挥孩子的潜能，帮助他们健康及自信地成长。本会亦于2014年9月成立融合教育资源中心，支援听力损伤学生、家长及学校，协助听力损伤会员适应主流学校的学习及校园生活，同时推动社区认识听力损伤议题，以构建"关爱共融"的校园及社会气氛。

二、就业

鼓励听力损伤人士公开就业，本会为听力损伤会员提供个别工作训练，并设立"无障碍沟通就业网站"让听力损伤人士从中获得与就业相关的资讯，雇主亦可搜寻待业听力损伤人士的资料，以增加听力损伤人士就业机会。同时，本会定期邀请雇主举办招聘会，并为他们举办课程或工作坊及提供指引，令他们掌握与听力损伤人士相处之道。

三、社会企业

于1995年成立首间由听力损伤人士经营之"聪鸣茶座"。"聪"是指听力损伤人士剩余的听力，"鸣"是向社会人士发出鸣号，显示他们具备工作能力，能自力更生，对社会做出贡献。茶座为听力损伤人士提供食物制作及顾客服务等餐饮业培训，鼓励他们公开就业。

四、社交及康乐服务

3间中心提供社交及康乐服务，期望通过举办各类型的活动，促进听力损伤人士善用余暇及发展个人潜能和社交技巧，鼓励他们积极参与社区活动，提倡伤健共融精神，以达至和谐社会。

五、辅导服务

辅导服务是旨在巩固和加强听力损伤人士的个人及其家庭能力，令他们有效地处理生活上的问题，发挥个人潜能及应有的家庭功能，同时预防个人及家庭问题的产生的服务。除辅导服务外，本会亦提供游戏治疗、咨询服务、家庭生活教育活动、专题讲座及互助小组等。

六、听觉服务

为听力损伤人士提供优质、专业及实惠的"一站式"听觉服务。主要服务内容包括听觉检验、助听器选配及调校、耳模配制及维修、助听器检查及维修、辅助仪器咨询等，并设立流动验耳服务耳科中心，由多位耳鼻喉专科医生义务驻诊及注册护士协助提供专业的耳科诊症服务。

七、言语治疗服务

在言语治疗方面，本会提供的服务包括听觉康复、发音训练、语言训练及声线训练，借此改善听力损伤人士的沟通能力。本会更于2013年及2015年分别推出"精灵小耳朵粤语语音辨别训练"及"聪鸣语音工具箱"智能手机程序，让家长及前线教育工作者能以手机或平板电脑，随时随地与听力损伤学童进行听讲训练，充分把握他们接受训练的黄金年龄。

八、手语服务

手语翻译服务的目的是致力为听力损伤人士解决他们在沟通上的困难及障碍。为提高公众人士对手语的认识，本会举办手语课程，并成立手语同学会，让毕业同学保持对练习手语的兴趣，同时也可以让他们增添机会参加手语翻译的服务。

查询：（852）2527 8969　网址：www.deaf.org.hk
传真：（852）2529 3316　电邮：info@deaf.org.hk